身長を伸ばす7つの法則

中高生男子の食べ方、暮らし方

めざせ、180センチ！

佐藤智春
黒川伊保子

主婦の友社

はじめに

さて、中高生男子諸君。

あなたは、背が高くなりたいですか?


これは、将来のヒーローたちのための、背を伸ばす本です。

背を伸ばすために必要なこと、背を伸ばすのを阻害する、意外な(そして今の中高生が案外、皆やっている)生活習慣について述べます。


人生は、けっこう取り返しのつくものです。どん底からでも這い上がれます。

しかし、背を伸ばすチャンスだけは、今しかない。将来泣いても、もう遅い。

あなたが、ほんの少しでも今より背を伸ばしておきたいなら、どうか黙って、今日から、私たちの言うことを聞いてください。

絶対に背を伸ばすとは断言できないけれど、私たちが言ったことを守らなければ止まる身長です。やるしかありません。

〝私たち〟と言ったのは、この本が共著だからです。

「背を伸ばしたい」というこの世の中高生男子たちの悲願に、そのまま訴求する本は、なかなかないと思います。というのも、これは、脳科学と血液栄養学が合体しないと出せない答えだったから。

背を伸ばす秘密は、脳と血液栄養にあります。脳科学を専門とする私（黒川伊保子）は、3年前から、血液栄養診断士の佐藤智春さんと「脳と栄養」について共同研究してきました。この本は、そんな研究の中から生まれたものです。

血液栄養診断士ということばを初めて聞く人のために、簡単にご紹介しますね。

血液栄養診断士・佐藤智春は、70項目を超える詳細な血液検査を分析し、ヒトの体の状態をつぶさに把握して、健康に導く「健康請負人」です。

彼女のところへは、がんやうつ病、糖尿病のような深刻な症状の患者さんも来ますが、何でもないのにメンテナンスにやってきて、ごくごく早期のがんを発見される人もいます。今どきの血液検査は、画像に映らないがんを察知するし、胃カメラをのむ前に胃壁の状態がわかるのです。

しかし何といっても多いのが、「痩せたい」「背を伸ばしたい」「子どもが欲しい」「疲れが取れない体を何とかしたい」「やる気を取り戻したい」というさまざまな相談。病気ではないのだけれど、体に悩みがある人たちの難題に、鮮やかに答えを導き出すのが、佐藤智春の真骨頂です。

なかでも、「痩せさせる」「背を伸ばす」「うつ、引きこもりから救い出す」は、彼女の得意分野。50代の男女でも、必要な栄養をしっかりとって、危険な食べ物を減らせば、5ミリほど背が高くなります。

かくいう私も、佐藤智春の健康指導で、164・2センチだった身長が164・9センチに伸びたのです。50代のおばちゃんでも、身長を聞かれれば「164センチです」と答えていたのが「165センチです」と答えられるのは、ちょっとうれしい。

クライアントたちが痩せて背が高くなり、姿勢がカッコよくなるので、そして、なぜか次々に出世するので、佐藤は別名「ヒーローメイカー」とも呼ばれているのです。

「背を伸ばす」は、意外に簡単。コツさえつかみ、徹底さえすれば、ご家庭で簡単に進められる健康プロジェクトです。
しかも、人生においてそのチャンスは短く、正念場は、男子の場合、14歳から17歳の3年間（もちろん、それより早く始められたならばすばらしい）。面倒くさいだの何だの、四の五の言っている暇はありません。
子育ての仕上げのこの期間、中高生男子の母たちは、どうかヒーローメイカーになってあげてください。

というわけで、
未来のヒーローたちと、そのお母さまたち、
私たちについてきてくださいね。

感性アナリスト　黒川伊保子

追伸）

思春期男子の背を伸ばすプログラムは、骨の新陳代謝を健やかにするプログラム。当然、更年期女子の骨粗しょう症予防のプログラムといっしょです。

閉経前3年＋閉経後3年の血液栄養状態が、のちの人生の骨の若さを決めます。お友だちより早くひざが湾曲し、お友だちより早く杖《つえ》をつかないために、どうぞ、ご子息とごいっしょに、ヒーロー生活をお楽しみください。

第2章　身長が伸びるための体の仕組み

第3章　背を伸ばすためのヒーロー7大栄養素

第4章　身長を伸ばすのはどっち？　理想の外食チョイス

第5章　いつ、何を食べる？　シチュエーション別、ヒーローレシピ

第1章

背が高くなるために覚えておくべき4つのこと

背が高いのは、なぜカッコイイのか

ここのところ、芸能界では長身男子が人気です。昨今人気の東出昌大《ひがしでまさひろ》さんは189センチ。顔は整ってはいますが、実はバストアップで見れば、そう突出したハンサムでもありません（ファンの方ごめんなさい）。しかし、ドラマで、相手役の女優さん（170センチ超え）の肩を余裕で抱く、その男らしい姿に世の女性たちはうっとりしました。

ちまたの男子でも、180センチ台はやはり憧れ。中高生《ちゅうこうせい》男子に「好きな身長を選べるとしたら？」と尋ねると「180センチ以上」と答える方がとても多いのです。

なぜ、背が高いと、カッコイイのでしょうか。

実は、脳の感性の領域に、「背が高いとカッコイイ」と感じる機能が備わっているのです。

大人の体型として背がぐんと伸びるのは、男子は14歳から17歳のころ。

この時期、脳も、オトナ脳としての完成期を迎えます。中高生の数年間に、前頭葉という場所が成熟し、忍耐力や展望力など、将来の戦略力の基盤を手にするとき。世界の果てまで行ける冒険力は、この年齢で手にするのです。

さらに、同時期に生殖器官も急激に発達するので、将来のセックスに関わる能力も、ここで完成します。

背が高いということは、この大事な成長期に、栄養バランスがよく、上質の睡眠ができていたという証拠。

すなわち、おおむね脳には戦略力があり、おおむね男子としてたくましい下半身の持ち主であることを、背が高いことは知らせてくれているのです。

だから、男子同士は、自分より背の高い相手に、ちょっと負けた気がする。女子は、背の高い男子にうっとりするのです。

もちろん、背が低いから劣っているというのは違います。背を伸ばすには足りなかった栄養素も、脳には足りたかもしれないし、下半身にも足りたかもしれない。たとえ、そのすべてが足りなかったとしても、人は根性や工夫で頑張ることもできます。

だから、背が低い人を否定するわけでは決してありません。小柄な男子が好きな女子ももちろんいます。

けれど、これからヒーローの道を行く若き男子たちに、背が伸びる可能性があるのならば、伸ばしてやりたいじゃありませんか。無言の勝負に勝つ、アドバンテージなのだから。

背が高いのは、やっぱりカッコイイのです。

背を伸ばすにはタイムリミットがある

背が伸びるメカニズム

背が伸びるには、体に「背、伸びなさい」と命令するホルモンと、骨を伸ばすために必要な栄養素が取りそろっていることが不可欠です。

ホルモンが出ていなければ背は伸びませんし、ホルモンが出ていても、栄養素が足りなければ、骨や筋肉はつくれません。

ホルモンを出すためには、上質の睡眠を取り、過度のストレスを脳神経回路に与えないことが大事。脳神経回路が受ける「過度のストレス」の筆頭は、パソコンや携帯電話の電子画面から受ける視覚刺激。夜中にゲームやSNSに夢中になっているきみ、ぞっとしてください。

骨を伸ばすために必要な栄養素はのちに述べますが、過度にとってはいけない栄養素もあるのです。それは、糖質。お菓子やパン、ポテトチップスなどのジャンクフードですね。

なかでも炭酸飲料の糖分は多く、コーラは1リットルに52グラムの砂糖が入っているといわれています。コーヒーシュガー1袋が3グラムですから、その量に驚きます。

糖質のとりすぎは、背を伸ばすホルモンの働きを悪くします。ストレス解消に使われるビタミン群をその代謝に使ってしまうので、それも問題。

つまり、夜中にゲームやSNSで遊んで夜更かしをし、日中も含め炭酸飲料やジュースを安易に口にする中高生は、背が伸び悩んで当たり前なのです。

この春、2組の双子男子が、別々に私たちの元を訪れました。奇遇なことに、どちらも双子間で、7センチの身長差があったのです。〝7センチ低い〟くんに、「きみは真夜中寝てないし、炭酸飲料をよく飲むよね？」と聞いたらどちらも絶句していました。まさに図星だったのでしょう。〝7センチ高い〟くんはどちらも、炭酸飲料を飲まず、11時には寝ていました。

ちなみに、別の双子男子のママにこの話をしたら、「あら、うちも7センチ違う。〝7センチ低い〟くんは、やっぱり寝なかったわ。お菓子好きだし」

二卵性ですから遺伝子のセットは多少違いますが、それでもほかの兄弟よりよく似た二人。しかも、同じ親から同じ日に生まれたのですから、どの兄弟よりずっと似ているはず。その二人が同じ環境で育ったにもかかわらず、7センチの身長差が生じているのです。それだけの力が、生活習慣にはあるのです。

夜中にゲーム&炭酸飲料好きのきみ、今より7センチ身長が高かったら、うれしくない？

というわけで、背を伸ばすのに必要なのは、以下の4つです。

1．背を伸ばす栄養素がある

2．一方で、背が伸びるのを止める食べ物がある（甘いもの、炭酸飲料）

3．背を伸ばす生活習慣がある

4．一方で、背が伸びるのを止める生活習慣がある（夜中のゲーム）

背を伸ばすのに必要なホルモン

背を伸ばすのに必要なホルモンは、メラトニンです。

■メラトニン

網膜が暗さを感じたときに、脳内に分泌される脳内神経伝達物質といわれるホルモン。脳の意識領域の信号を鎮静化し、眠りをつくり出します。と同時に、成長ホルモンの分泌を後押しします。「寝る子は育つ」ということばは、21世紀脳科学的にも正しいのです。

さらにメラトニンは、脳の知識工場のスイッチを入れます。脳は、起きている間の出来事を、眠っている間に何度も再生して確かめ、知識に変換。知恵やセンスとして、脳神経回路に定着させているのです。

勉強したことも、起きている間は平たんな記憶にしかすぎません。これが、将来応用可能な知識となるのも、寝ている間の出来事。

運動で達成したことも、起きている間は筋肉の感覚記憶にしかすぎません。しかし、眠っている間に、脳の運動制御部に定着させて、運動センスにまで昇華させるのです。メラトニンをきちんと出すということは、背を伸ばすことだけではなく、成績や運動能力にまで関わることなのです。

メラトニンには時間依存性があります。夜の22時から2時の間に、その分泌が加速します。したがって、この真夜中てっぺんの4時間を寝て過ごすのが、背を伸ばしたい男子の鉄則となります。

背を伸ばしたければ、勉強は朝方にしましょう。塾などの関係で22時には寝られないというきみも、せめて0時は寝て過ごすべき。

さらに、朝は早く起きたほうが勝ち、ということも覚えておきましょう。メラトニンは、朝日を目撃すると脳内に分泌するセロトニンというホルモンから生成されるからです。

セロトニンは、穏やかな情感をつくり出し、学習効果を高めるホルモンでもあります。早寝早起き男子は、キレないし、少ない時間で学習効果を上げられる男子。これも大事なことですね。

男の勝負は14歳から17歳

「背、伸びなさい」と命令する成長ホルモンと甲状腺ホルモンがしっかり効いていて、はじめて背が伸びる可能性を手にします。

これらは胎児のときから成人になるまでふんだんに分泌されますが、特に大人体型の下で最大限に働くのが、男子は14歳から17歳くらいまで。１６０センチの身長を１８０センチにまで押し上げるのが、この時期なのです。この時機を逃してはいけません。

背を伸ばすのに必要な生活習慣

前に記した2つのホルモンの分泌を促し、上手に背を伸ばすには、

1．上質の眠り

2．脳神経回路への過度のストレスを避ける

3．適度な運動

の3つが不可欠になります。

運動は、物理的に骨端線を刺激し、骨の成長を加速させます。同時に基礎代謝が上がることで、甲状腺ホルモンと相乗作用を起こします。

上質の眠りのためには、0時（真夜中てっぺん）を寝て過ごすこと。脳神経回路への過度のストレスの筆頭は、日没後の、パソコンや携帯電話の電子画面の視覚刺激です。くよくよ悩むのも、背のために避けてください。

とはいえ、現代の中高生は、ストレスがゼロというわけにはいかないでしょう。受けてしまった脳神経系のストレスを解消する鍵が、ビタミンB群です。肉に多く含まれるビタミンB群は、背を伸ばしたい男子の強い味方。と同時に、脳を活性化するの

で、勉強の強い味方でもあるのです。肉食は、男子の基本ですね。

ただし、せっかくとったビタミンB群も、炭酸飲料やジャンクフードの中の糖質が、その代謝に使うために奪ってしまいます。

肉・魚・卵・乳製品をしっかりとること、これは基本ですが、せっかくとった栄養素を捨てないために、糖質過多の間食を避けることも大事な知恵です。

当然、骨や筋肉の材料になる栄養素も、しっかりとらなければなりません。

背を伸ばすためのヒーロー7箇条

背を伸ばし、気持ちをしっかりさせ、成績や運動能力も上げる、
ヒーローをつくる生活術を教えてあげよう。
いい男になりたかったら、四の五の言わずに守ること！

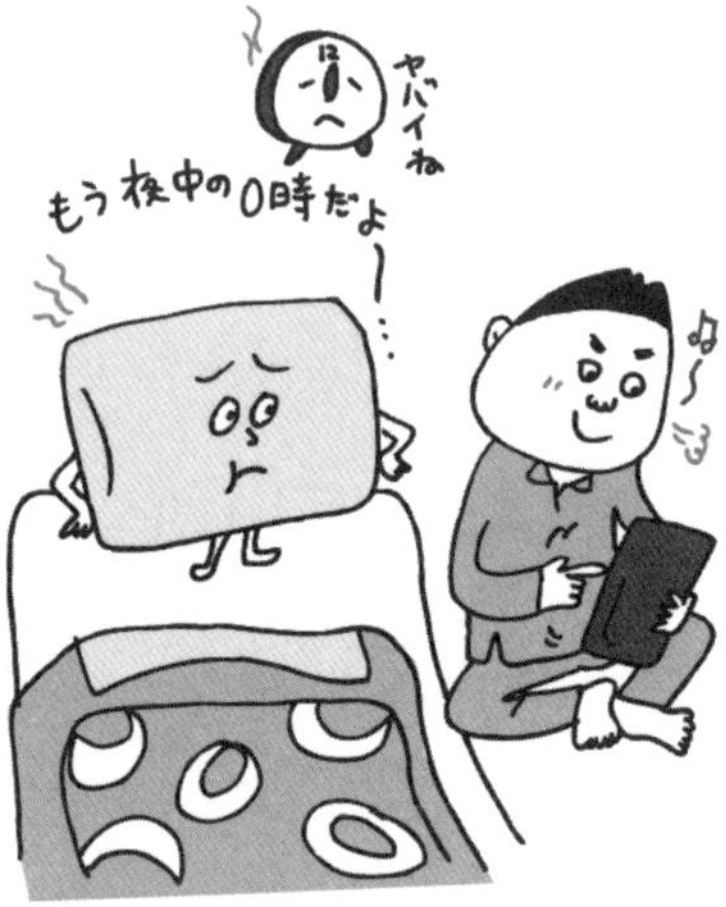

1

真夜中のてっぺんを寝て過ごす ≪遅くとも23時就寝≫

夜中の23時から2時は成長ホルモンの分泌最盛時間帯。成長ホルモンは、骨や筋肉に「伸びなさい」という命令を出す大事な物質。ただし、眠っていないと出てくれない。ちゃんと眠って、成長ホルモンをせっせと出そう。特に、0時を眠って過ごすかどうかは、差が大きい。

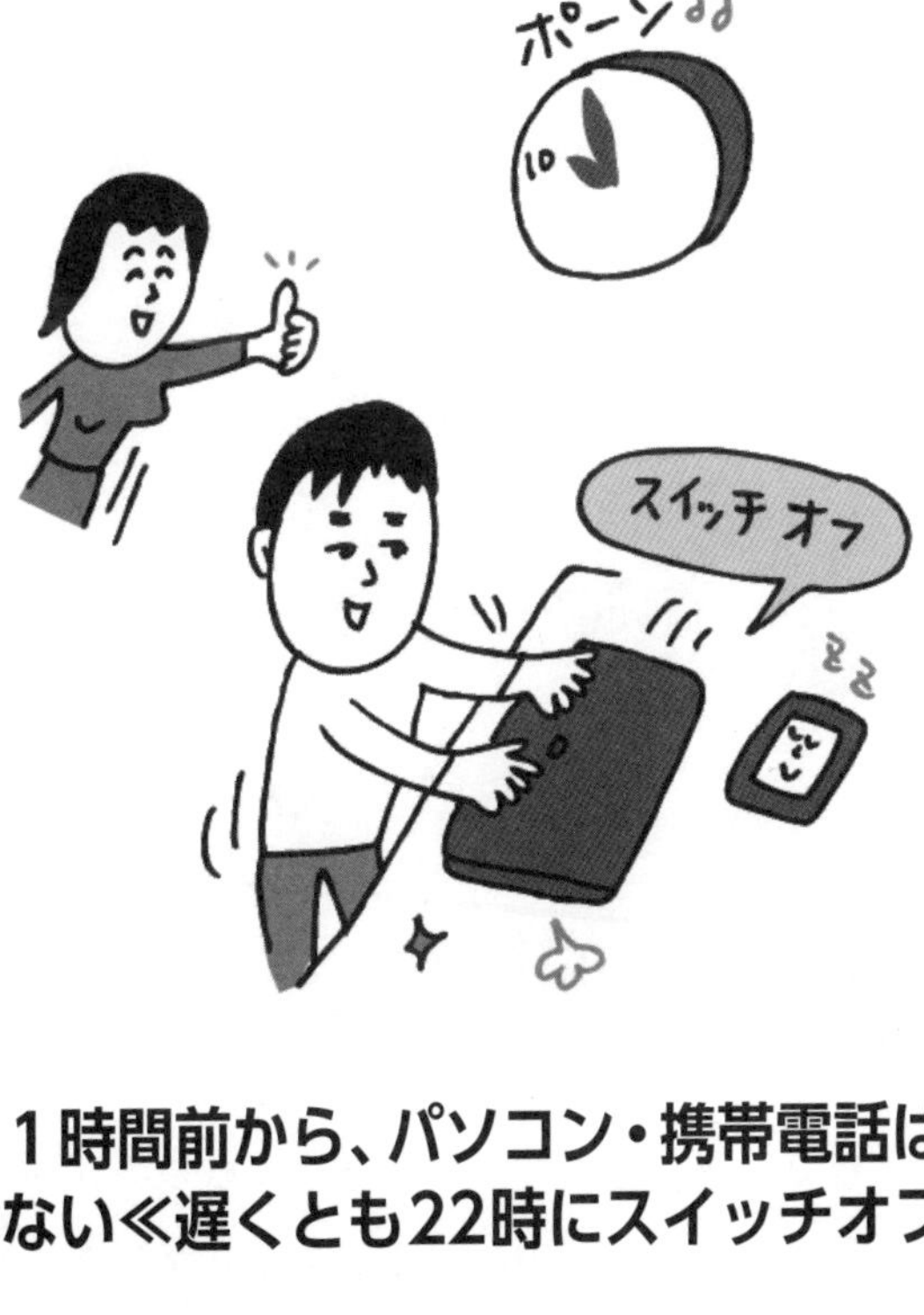

2

寝る１時間前から、パソコン・携帯電話は使わない≪遅くとも22時にスイッチオフ≫

電子画面を間近で見つめると、自然界にない光の刺激が脳を興奮させる。光を受け止める視床下部の後ろには、脳下垂体があり、ここがホルモンの中枢指令室。だから、不自然な光の刺激は、ホルモンバランスを悪くする。きみの身長のために、成長ホルモンを止めるわけにはいかないからね。

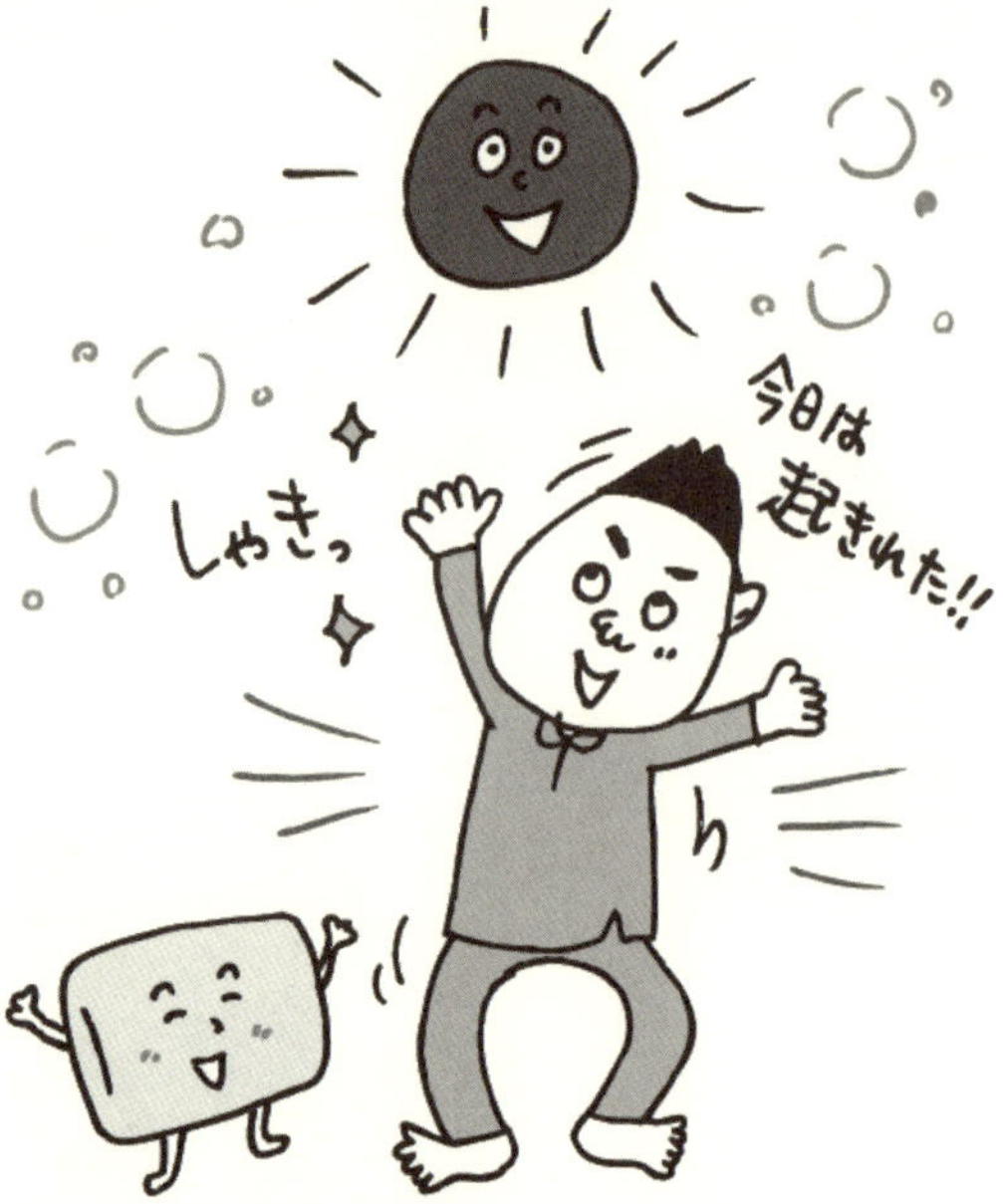

3

朝は、夜明けとともに起きる
≪理想は5時台起床≫

朝日の刺激で、脳にはセロトニンというホルモンが分泌される。セロトニンは、一日中、やる気をキープしてくれるホルモン。脳の学習効果を上げるので、これが出ていると勉強時間も少なくてすむ。つまり、セロトニンが出ていれば、ストレスが少ないので、背を伸ばすために大事なカルシウムやビタミンが無駄遣いされない。ストレスは、背に必要な栄養素を横取りするのだ。

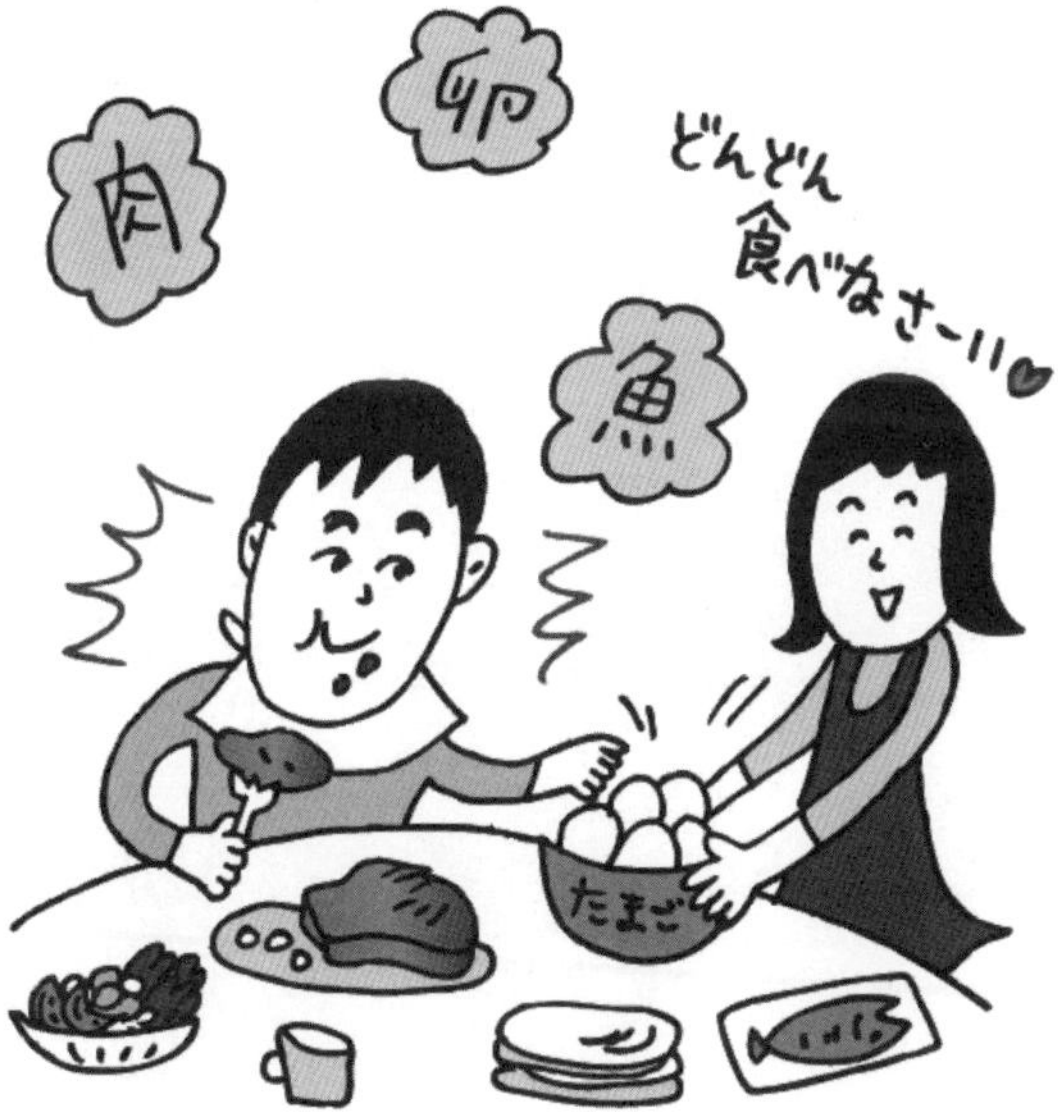

4

ヒーロー栄養素を食べる
≪肉食は男子の基本、卵は完全栄養食≫

草食男子なんてもってのほか。がっつり動物性タンパク質をとりなさい。骨も筋肉も、当たり前だけど、動物性タンパク質でできているんだから。詳しくは第2章以降参照。

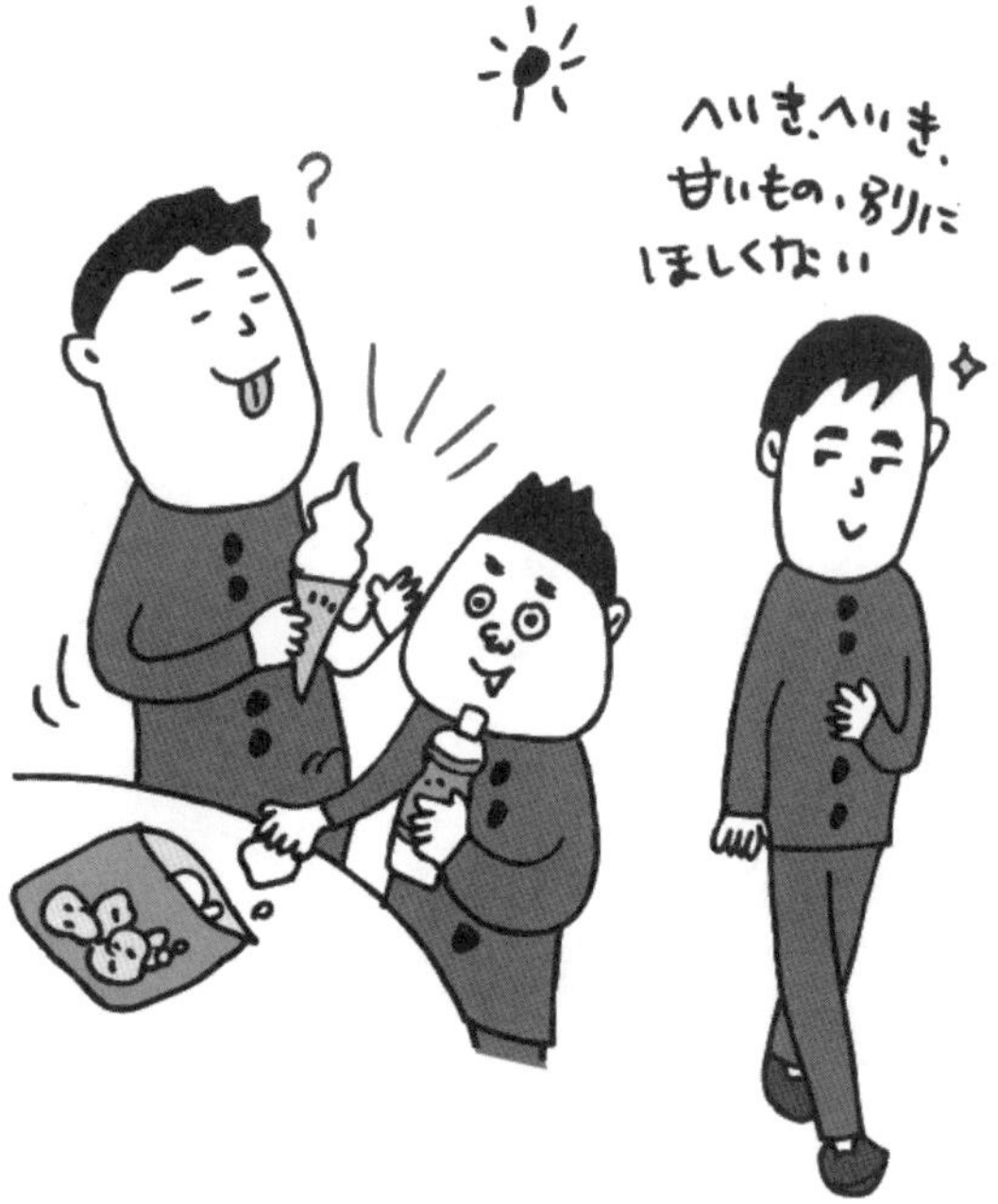

5

炭酸飲料とお菓子は安易に口にしない
≪甘いものは、背を奪う≫

甘いものは、ストレスと同様、背に必要な栄養素を横取りしてしまう。絶対にダメとはいわないが、炭酸飲料は癖になるので、「毎日飲まずにはいられない」という〝中毒〟くんは、いったん苦しいほど我慢してやめる必要がある。

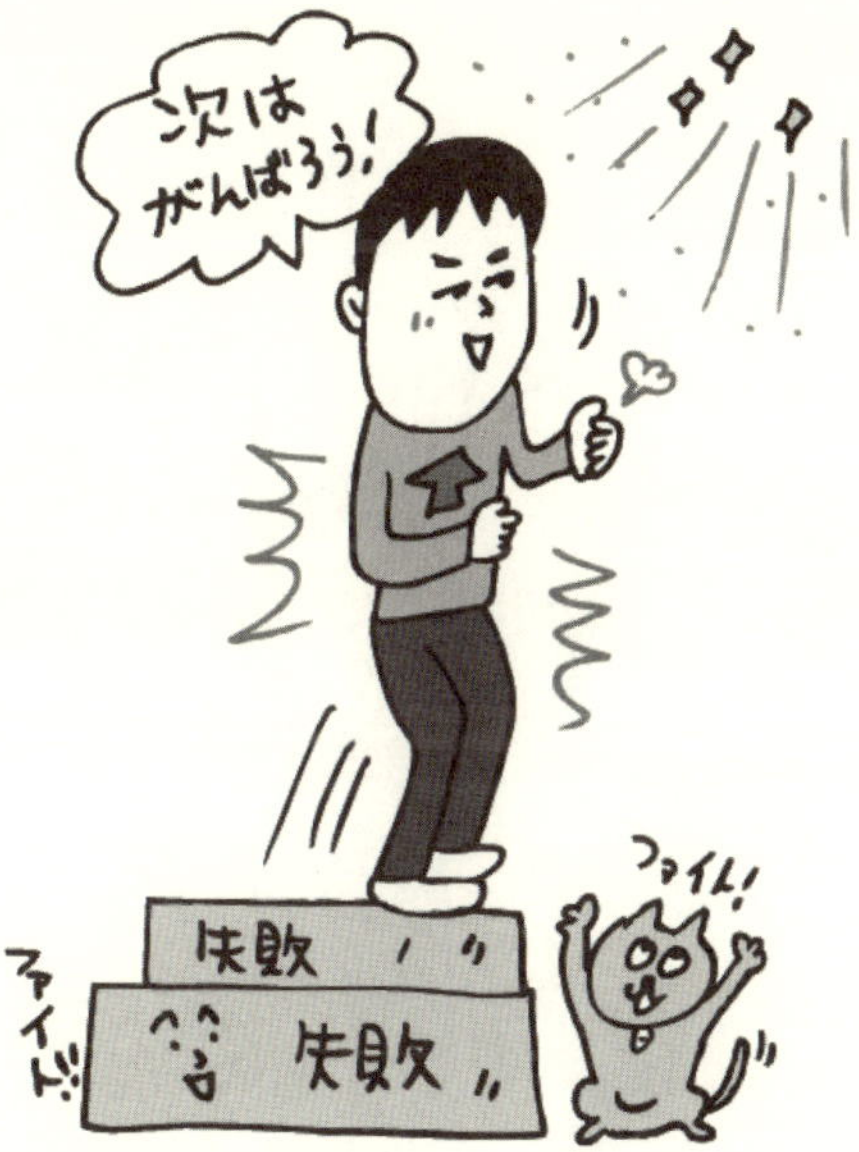

6

過去の失敗を思い返さない、先の失敗を案じない ≪ストレスは、背を奪う≫

ストレスは背に必要な栄養素を横取りしてしまう。さらに失敗を繰り返し思うと、脳の失敗回路に電気信号が行きやすくなり、かえって失敗しやすい脳に変わるよ。過去の失敗は潔く認めて、しっかり反省したあとは、くよくよと思い返さないこと。ましてや、まだ起こってもいない未来の失敗を、あれこれ案じてもやもやするのは、ばかばかしい。失敗は、脳を進化させるための大事なエクササイズ。あって当たり前だし、なきゃすてきな大人になれない。失敗にタフになろう。

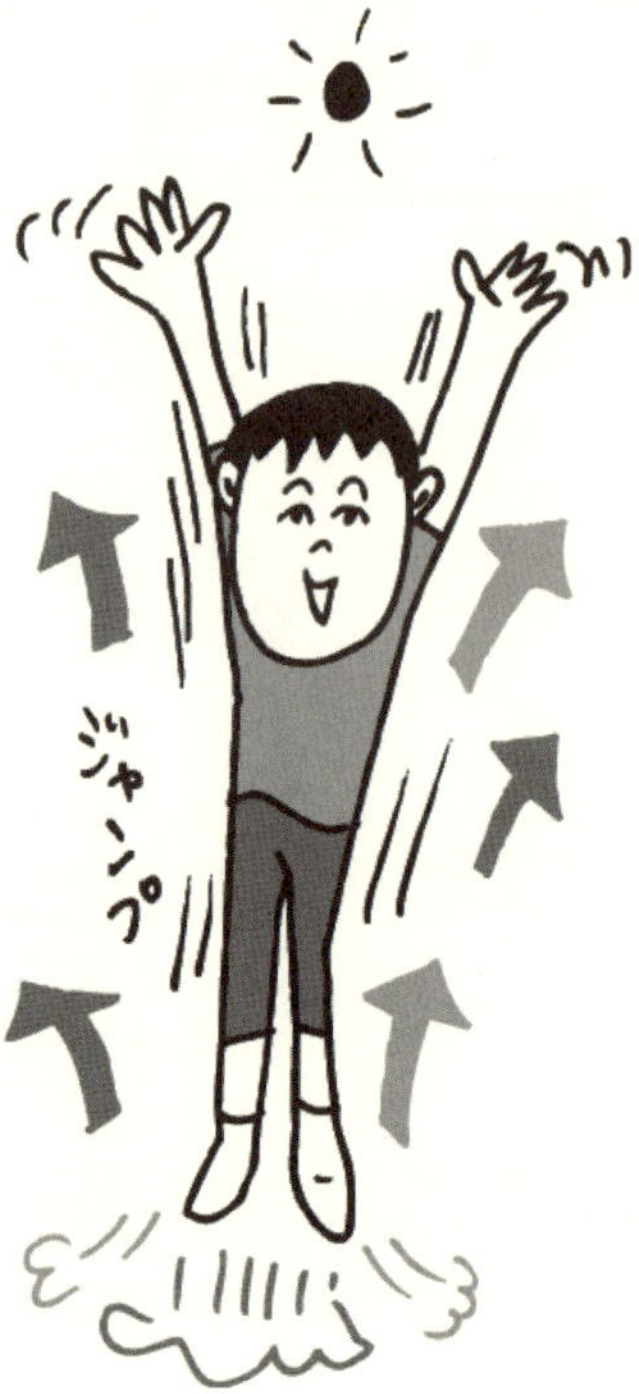

7

適度な運動をする

適度な運動をすると、骨が刺激されて、伸びるきっかけに。運動しない子より、運動する子のほうが背が伸びる。ただし、骨への刺激が激しすぎたり、小さいうちから筋肉をつけすぎたりすると逆効果になる。背を伸ばしたかったら、腹筋などの筋トレなどで、体の外側にかたい筋肉をつけすぎないこと。インナーマッスルをのびやかに動かすスポーツがおすすめ。

●「背を伸ばす」くん（剣道部所属）の理想的な一日

5:30	起床、お水とエッグスムージーセーキを口にする ※夜 19 時の夕飯から空腹時間が長いので、素振り前に水分と少しのタンパク質補給が理想的。
5:45～6:00	素振り 100 回、骨を刺激
6:00～7:00	朝学習
7:00～7:15	朝ごはん（卵と納豆かけごはん、ヨーグルト）
12:30	母の手作り弁当（豚肉のしょうが焼き、卵焼き）
15:00	部活前に牛乳やゆで卵、チーズで栄養補給
16:00～18:00	部活
19:00	夕ごはん（レバにら炒め、さんまの塩焼き、雑穀米、豆腐のみそ汁）
20:00～20:30	パンクロックを聞きながら、漫画を読み、リラックス
20:30	入浴（眠る2時間前に入浴を終わらせる） ※食後の血糖値が上がるときにお風呂、そのあと好きな音楽を聞いて、体ゆるゆるストレッチをするのがベスト。
21:00	スマホ電源 OFF
21:00～22:30	夜学習
23:00	就寝

●「背が伸びない」くんの超ダメな一日

7:40	起床
7:50	トーストと甘いコーヒー牛乳で朝ごはん
11:00 ごろ	眠気に襲われる
12:30	学食でラーメン
14:30 ごろ	眠気に襲われる
16:00	学校帰りにハンバーガーショップやドーナツショップでたむろ
18:30	おにぎりかカップラーメンで塾前の間食
19:30	1ℓのジュースを片手に塾入り
21:00	夕ごはん（カレー、サラダは面倒で食べない）
21:00～23:00	炭酸飲料、スナック菓子を食べながら、テレビやゲームやパソコンで息抜き
23:00	親に言われて、ぐずぐず入浴
23:30～1:00	夜学習……のつもりだが、だるくてダラダラ。片手にスマホ、片手にチョコレートで、気がつけばLINEに没頭
1:30	就寝

第2章

身長が伸びるための体の仕組み

骨が伸びるメカニズムとホルモン

身長はどのようにして伸びるのか？　身長が高くなりたいきみたちは、骨がどうやって伸びるのか、なぜ伸びるのかを理解しておくことが大切です。人体に備わっているメカニズムの不思議は、今、この瞬間もきみたちの体で起こっていますよ。

骨の伸びしろ、軟骨を増やすホルモン〝ソフトメジンC〟にはタンパク質

身長が伸びるということは、骨が伸びるということ。骨が伸びるとき、この骨と骨の間には軟骨が存在していて、骨同士をつなぎ合わせる役目をしています。この軟骨部分が身長を伸ばす場所で、骨端線といいます。このやわらかい軟骨部分が成長するので、骨が伸びるのです。（図1）。

そして、身長が伸びる時期は、かなりの速度で増殖を繰り返していますが、その増殖はただ増えているのではなく、古い骨を壊し、新しい骨につくりかえる、破壊と再

生が繰り返し行われているのです。このときに成長痛が起こったり、ひざが痛くなったりすることは骨が伸びているサインです。まさにこのとき、すごい勢いで骨の新陳代謝がされると想像できますね。

この軟骨である骨端線が伸びるのは、この時期に肝臓でつくられるホルモン、「ソフトメジンC（IGF－I）」の作用が関わっているからなのです。骨端線が残っている時期は、だいたい17、18歳までぐらいとされていて、成長期はレントゲンを撮ると骨と骨の間は隙間だらけ。その隙間が骨の伸びしろなのです。

骨端線は成長線ともいわれ、大人になるとこの隙間がなくなりかたくなってしまいます。そうすると、身長は伸びなくなってしまうのですね。この時期に、この軟骨の材料であるタンパク質をたくさんとることが大事になります。

（図1）

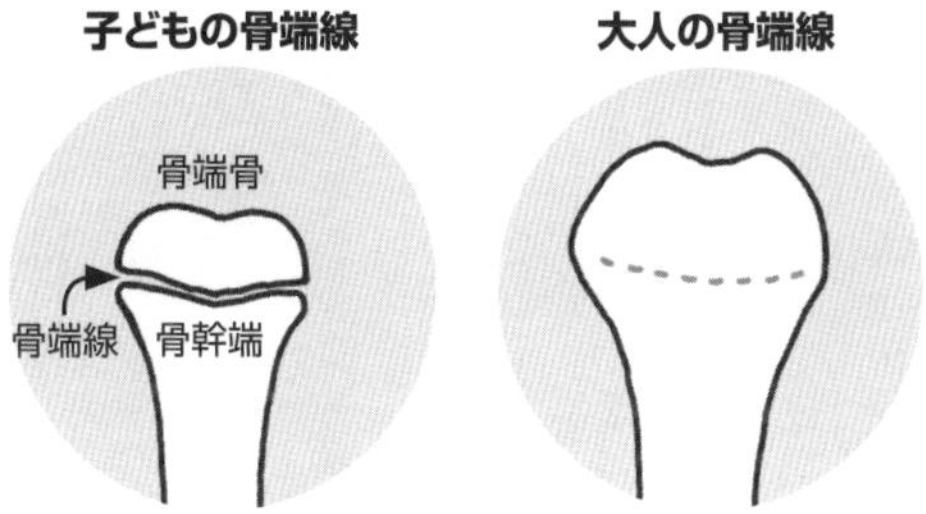

骨が伸びるタイミングの90％が睡眠中、良質な睡眠に必要なメラトニン

メラトニンは日中、日を浴びてできるセロトニンからつくられますが、これをつくるためには、たくさんの栄養素が関わっています。

肉、魚、卵などのタンパク質は胃酸やカルシウム、ビタミンCが加わってアミノ酸に変わり、そこに鉄や葉酸、ナイアシン、そしてビタミンB_6がないとセロトニンができないのです。そのセロトニンが夜になるとメラトニンに変わるのですが、この最終段階で必要になる栄養素がマグネシウムです。かなり総合的な栄養が必要になることがわかりますね。おまけに、セロトニンは90～95％が腸でつくられることがわかってきたのですから、腸の健康も大事です。これを、腸脳力といったりします。

まあ、この段階ではあまり難しく考えず、「よく寝るには栄養素がたくさん必要なんだなぁ～、腸の健康も大切なんだ」と、いうことだけ覚えておきましょう。

骨端線がある時期には、「よく食べてよく寝る子ほど背は伸びる」のは確かなのです。伸びる時期は食事と生活習慣の基本的なパターンを決めるとよいかもしれません。こちらは、第5章に詳しく書いていきますね。

高反発の枕を選び、骨の伸びしろに軽い刺激を

食生活以外で大事なのは、睡眠環境を整えることです。

明かりを落として、ベージュ、アイボリーの落ち着いた寝具でゆっくり眠りましょう。赤などのはっきりした色の寝具だと神経を興奮させるので、リラックスできません。また神経過敏になり、寝つきが悪くなります。

湿度は50％をキープするとよいでしょう。特に冬は粘膜が乾燥するため、風邪や感染症の予防にもなり、元気に起きることができます。

枕は、沈まず高反発で高すぎないものを選びましょう。寝ているときには、寝返りをたくさんします。それによって、寝ている間に自発的な整体をしているのです。そのときに関節がゆるみ骨端線に刺激を与え、骨の伸びしろに、寝ながら軽い刺激が与えられます。

反対に低反発の枕だと頭が沈んでしまい、寝返りが思うようにできないので、朝、目覚めた瞬間からだるかったり、肩がこったりします。こんなときの工夫は、バスタオルを何枚か折って重ね、頭の高さを調整してできる即席枕で試すとよいでしょう。

成長期に大切な成長ホルモンは空腹のときに分泌される

脳の脳下垂体から分泌されるホルモンは、大腿部や腕の骨に作用して長くなります。タンパク質をつくり、筋肉を成長させ、脂肪を分解してエネルギーを生み出します。そして骨を支える筋肉も増量してくれます。14〜17歳をピークに体内でつくられ、運動とともに大切です。

そして、とても大事なことは、あまり知られていないのですが、成長ホルモンは空腹時に分泌されるということ。寝る前の3時間は食べ物や甘い飲み物を口にしてはいけません。というわけで、この本では夜食の提案はいたしません。

胃の中に食べ物があると臓器が休まらず、よい睡眠にはなりません。特に、お菓子などを食べて寝ると、血糖値が上がりっぱなしで、成長ホルモンが分泌されません。おまけに朝起きるときには、血糖値が下がりすぎて、だるい、眠い、起きられないと三重に苦しむのです。心当たりがあれば、明日から気をつけましょう。

もうひとつ大事なことがあります。人がストレスを感じたときに出る糖質コルチゾールは、成長ホルモンの分泌を邪魔してしまうのですが、そのストレスを糖質で解決しようと甘いものに手が出たらアウトです。その習慣で肥満になり、成長ホルモンの分泌が減ることにつながります。その結果、脂肪が性ホルモンに変わり、分泌されるようになり、大人の体へまっしぐら。身長は残念ながら、止まってしまいますね。

また、両親は成長速度を気にして神経質になったり勉強を強制したりするなど、ストレスを与えると悪いスパイラルにはまりますから、気にしないように、自然に見守りましょう。

全身の新陳代謝を活発にする甲状腺ホルモンは、ストレスに弱い

喉仏にある、甲状腺から分泌される甲状腺ホルモンは、全身の新陳代謝を活発にし、タンパク質をつくって成長を促してくれます。甲状腺ホルモンのコントロールは非常に繊細で、ストレスを受けると狂ったりします。過剰になるとバセドー病になり、たくさん寝ても疲れたり痩せていったりして、コレステロール値が低くなり、神経伝達物質がうまく作用しなくなる原因のひとつになります。

また、甲状腺ホルモンが低下すると、身長が伸び悩み、ただただ、重だる～くなって、太りやすくなり、そうなるとなまけ者のように思われたうえに、新陳代謝が止まり、身長が伸び悩む、そうなると大変です。

このような状態にならないようにするには、ストレスを過度にかけないこと。一日の中でゆっくりリラックスし、笑う生活や会話のある時間を家族で考えることが大切です。寝ないで勉強したり、遅い塾通いで食事のリズムが悪くなったりすることは、精神的にもストレスになります。大事な時期にタイムスケジュールを朝方にすることが、ホルモンの分泌を促し身長を伸ばすメカニズムから見ても大切になってきます。

それから、生活習慣で気をつけてほしいのは、毎日、うがい薬を大量に使ってはいけないことです。うがい薬の成分にはヨードが多く含まれ、甲状腺に障害が出ることがあります。

うがいをするときには、ぬるめの緑茶にお塩をひとつまみ入れて行うようにアドバイスをしています。緑茶のカテキンは抗菌作用があるといわれているので、おすすめです。たとえば、おすしとともに緑茶をいただくのも、生ものにあたらないように抗菌作用があると考えられますね。昔からの食文化の知恵も参考にしてみると、おもしろいですよ。

身長が伸びているとき、伸び悩んでいるとき、食べ物で血液データに違いが出る

私のところへ相談にくる子どもたちの悩みの中で多いのが、「僕、まだ背が伸びますか？」というシンプルかつ真剣な相談です。特に高校に入ってからは……、両親が考えているよりも深刻かもしれません。

身長を伸ばすには、タイムリミットがあり、そのリミットは血液データを見るとわかることが多いです。今、身長が伸びているか？　そして、もう伸びなくなるか？

特に、ＡＬＰという血液検査（血中の骨型ＡＬＰ濃度）を見るとはっきりわかります。骨が成長し続けている間、この数値は基準値３２５をはるかに超え、１０００以上になります。相談者の子どもが１０００以上であれば、「今はどこまでも伸びそうね」と答え、現在の成長の速度を教えてあげることができます。

しかし成長期には、みんな同じようにＡＬＰの数値は高くなっているのに、思ったより伸びない子どもと予想以上に伸びる子どもと個人差が大きいことも少なくないの

です。もちろん、遺伝という理由もありますが、兄弟がみんな同じくらいの身長ではないし、双子や三つ子をもつ親ごさんからも相談を受けましたが、同じような身長ではありません。

そこで、必ず聞くのが、食べているものや食事のパターンです。そうすると、家族の中でも必ず差が出ている理由が見つけられます。家族でも食べているものが違うからです。

身長が伸び悩む子どもは砂糖たっぷりの炭酸飲料が好き

ここで私が実際に相談を受けた、双子のケースを紹介します。彼らは同じ誕生日ですから、命のスタートはいっしょですね。同じものを食べているとすれば、あまり差がないと考えるのが一般的ですが、相談を受けた当時、中学生の彼らは身長に7センチの差がありました。

そこで、食べ物を厳しくチェックしてみるとどうでしょう、双子のひとりは砂糖たっぷりの炭酸飲料を好み、もうひとりはお茶やお水を選びました。

身長が伸び悩むひとつの原因として、肥満もあります。ぽっちゃりした子どもが、そのまま縦に伸びると思って油断していると、脂肪細胞が先に性ホルモンをつくり始め、思うように伸びなくなるケースです。その結果、体重や体型にも差が出てくるのです。

血液データからわかる大きな違いは、先ほど書いたALPの数値です。背が高い双子のひとりは700以上をキープし、今後の骨の成長を予感させましたが、背が伸び悩んでいるもうひとりは500のレベルに下がっていました。

300まで下がって数値が落ち着くと大変です。身長が止まる前になんとかできないのか？　今からでもできることは？と、一生懸命考えます。そこで、血液の栄養状態を見ます。血液は食べたものが吸収された結果の栄養状態を教えてくれます。タンパク質や鉄、ビタミンB群の不足など……その結果、個人個人での食事指導は具体的に行うことができます。

ホルモンも骨も人体すべての材料は、食べたものからできている

悩める子どもたちは、身長や体重から、成長期に必要なすべての土台となるタンパク質を計算したり、骨の成長に欠かせない栄養素の摂取を指導したりします。伸びる

時期や期間には個人差もあります。その他に、成長期には体格である器、器に比例した血液量なども増えるため、身長が高くなるだけではだめなのです。「よりよく伸びる」ためにはを考えること。身長が決定されるにはある程度の時間がかかるため、結果がすぐに出ることはないのですが、18歳までは最高に伸びる時期。

ホルモンも人体の材料もきみたちが食べたものからできていることをしっかり自覚しましょう。この期間でいちばん大事なことは、好きなものを先に食べるより、今、自分にとって何が必要か?を考えて食べることです。

もし、この本を読んでくれているきみが、身長が伸び悩んでいるとしたら、今までの食事の好き嫌いをどう変えていけるか、よく考えてみてください。

鍵になる食事の栄養素については、第3章で詳しくお話ししますね。

食べ物があふれているからこそ、選ぶのです。はっきりいえることは、「今、正しい食事ができるか?　成長期に何を選んで食べるか?　そして、いつ食べるか?」なのです。

第3章

背を伸ばすための ヒーロー7大栄養素

栄養学に入る前に

私はこの分子栄養医学の仕事をとおし多くの相談に立ち会うなかで、血液検査で身長を伸ばす時期や身長が間もなく止まるなどがわかることを知りました。血液は病気だけを調べるのではなく、食べた栄養の結果の情報だということも。食べても、吸収されていなければデータには栄養状態としての数値が低く出ます。栄養不足と評価をしますが低いことはあまりお医者さんは問題にしていません。そこが、私の勉強にのめりこむきっかけになりました。そして、今回のテーマ、骨が壊れていないか？ 骨の材料に不足がないか？など、さまざまな情報が血液でわかるのです。分子栄養医学を30年前に日本で普及させ、なおかつ、世界で初めて、分子栄養医学の実践を血液データをとおして個人個人の栄養アドバイスとしての体系を確立した金子雅俊先生に感謝しています。私は、金子雅俊先生が直接カウンセリングしている隣でじきじきにカウンセリングを学び、弟子として認めていただきました。血液検査をとおして予防、不安、体調、そして元気のレベルなど根拠あるアドバイスができることを、相談者と出合うたびに宝物を得ているると感じることができるのです。おかげで、この本で多くの子どもたちへメッセージをおくることができます。

第3章のヒーロー栄養素はその分子栄養医学で学んだことを日常の食事に置き換えて書いています。理想的な身長を目指すとともに、栄養学や生物学にも興味をもってもらえたらうれしいです。

伸びるサインALPは、みんな等しく高くなっているのに、思ったより伸びなかったり、予想以上に伸びたりと個人差が大きいことは、必ず栄養に関係があります。もちろん、遺伝という理由もありますが、兄弟がみんな同じ身長でもないと思います。

ラッキーにも私も遺伝の影響を受けなかったのです。母の身長は150センチ以下、父は160センチもなく、お祖母ちゃんは140センチあったかな？　と、いう感じです。そして私は約164センチ、弟は177センチです。私も弟も、遺伝と関係なくです。田舎で育ったこともありますがケーキもクッキーも食べなかったし、早寝、早起き、そして、朝ごはんは毎日、卵と納豆。そして、中学校から自分と弟のお弁当を作っていました。私自身の例からも、育つタイミングの食事は大事です。

同じ条件なのに、細胞分裂のときに何を食べているか？　栄養のとり方で、必ず差が出ます。

キーワード

・「身長を伸ばす」という目的で食事をすること
・いつ、どんなものを食べるか、考える習慣を身につけて
・何を食べるか優先順位を考えて
・タイムリミットをラストスパートと考える
・食べ物があふれているから、何を食べないかを決める
・食べ方、生活の仕方で理想の身長になるために……

さあ、それでは、成長期の骨をしなやかで美しく伸ばすための栄養学を始めましょう。

血液栄養診断士　佐藤　智春

追伸

未来のヒーローママさんへ

お母さんには、レシピで応援をしてもらいたいです。お母さんの好き嫌いは子どもたちにも多くの影響を与えるでしょう。私も好き嫌いの話では偉そうなことがいえないことがあります。母が乳製品が嫌いで家にはなかったのです。今も得意ではないです。その代わり魚は丸ごと毎日食べていましたから、ある程度の身長になれたのだと思います。乳製品がとれていたら、もっと大きかったかもですね。お母さんの体調によっても作るごはんが変わります。貧血のお母さんのお子さんはやっぱり貧血のお子さんが多いです。この現象は、遺伝ではありません。毎日、食べるものがいっしょのことが多いからです。

そして、たくさんの健康情報、たくさんの食べ物であふれている現状に、お母さんの迷いも多いでしょうが、成長期の子どもたちには不自然な健康法や、簡単便利な食事はさせないように。そして、家では、ただただ、笑いとリラックスのある時間をもってあげてくださいね。

骨を伸ばす期間をいかに長くするか？

きみたちが中学生になって、身長が思ったより伸びなかったら、やっぱり悩み始めると思います。母親に、「朝食をちゃんと食べなさい、しっかり食べなさい」と言われても、何を食べていいのか？　わからないから好きなものを食べる。

時間がないことを理由にしたり、言われたことに反発したり、きみ自身の悩みの理由も気づかない……そんな思春期の入り口には悩むことは多いけれど、今しかできないことを考え、身長にコンプレックスをもたない大人になるために、背を伸ばすために、どんな食事が大切か？　いつ、何を食べるのがよいのか？　しっかり考えていきましょう。

身長はいつか止まります。それも、間もなく。

ここからは、身長を伸ばすために何をどのくらい必要か？　ということが、お母さんもわからないことが多いでしょう。だから、自分の身長は、自分で伸ばすことを決めましょう。

身長を伸ばす原則はシンプルです。

身長が伸びるということは、骨が伸びるということ。よい骨質で背が高くなるためにはいろいろな栄養素が必要です。それを総合的にとることなのです。

さあ、これから、具体的にきみの骨の重要な材料のお話をしましょう。

1. 忘れているでしょ？ タンパク質

何といっても、骨の材料は卵・肉・魚のタンパク質

身長が伸びない悩みに気づいた相談者の第一声で多いのは、「息子が背を伸ばしたいと、牛乳を毎日たくさん飲んで、カルシウムをとっているのですが……？」と、いう言葉です。そこで「カルシウムだけでは、背は伸びませんよ」と私が瞬時に答えると、ハトが豆鉄砲を食らったかのように「え〜⁉」とほとんどのお母さんは、ショックを受けています。

確かに、カルシウムは身長が伸びるためのヒーロー栄養素のひとつではあるのですが、骨の成分にとっていちばん大事な栄養素は、タンパク質なのです。

骨だけではなく、筋肉・血液・ホルモン・酵素・歯・皮膚・髪の毛に至るまで、タンパク質は人体をつくっているすべての土台となる栄養素。

タンパク質の化学名はプロテインといいますが、この名前の由来がキリシャ語のプロテイオス。「第一番目のもの・いちばん大切なもの」の意味なのです。プロテインというと筋肉ムキムキをイメージさせますが、実は、人体や成長するときの骨の毎日の新陳代謝には欠かせない第一番目に必要な材料なのです。そしてタンパク質は食いだめができないため、毎日欠かさずとることが必要なのです。

ここで、きみたちの人体の構成を理解しておきましょう。人体の成分はおおよそ、60％が水分・20％がタンパク質・20％が脂質。水を抜くと、43％がタンパク質、残りの45％はミネラルとビタミン、糖質は1％未満です。

イメージするならば、水分がなくなった人体がミイラの状態だとすれば、このバランスになるわけですから、毎日必要な栄養素の優先順位がわかりますね。

でも、今の食生活を見ると、毎日食べているものといえば、70%が糖質（炭水化物）。タンパク質や脂質は20%以下です。ビタミン、ミネラルは一日の必要量には満たないという、残念な報告があります。成長期にかかわらず、日本人の食生活を見ると、大人もタンパク質が不足しているので、積極的に食べることをおすすめしています。

そして、大切なのは、成長期は大人よりもたくさんのタンパク質をとらなければならない時期だということです。

普通、健康な人には、毎日体重1kg当たり1gをとることをおすすめしていますが、きみたちは、体重にかかわらず一日60～65gのタンパク質の摂取が必要と提案されています。（日本人の食事摂取基準・2015年版）

私は、大人の1.5～2倍である体重1kgに対して1.5～2gのタンパク質の摂取をこの時期には提案しています。

そして、見逃してはいけないのは、骨が成長をして身長が伸びるとき。体が全体的に大きくなります。それにともない、表面の皮膚も大きく伸びなければなりません。

そして手足の筋肉や臓器も同様です。

最も大事なのは、命に欠かせない血液の量も大きな体格になった分だけ増量されないといけないということです。このときに、血液の量が体格に追いつけなくなると背が伸びることをあきらめます。なぜなら、人体、さらに脳に酸素を送る血液が不足すると貧血という状態が起こり、命を優先にするのはわかりますね？

血液の量も臓器の大きさも成長が止まるまでは、大人よりタンパク質が必要なことを理解して、とにかく賢く食べることを実践しましょう。

それから、成長度合いによってタンパク質が不足すると、体にサインとしてあらわれます。

たとえば、骨が引っ張られていくときの成長痛。

また、体格が大きくなるにつれて、最大の臓器である皮膚の材料が不足し、湿疹やアトピーのような症状が出たり。そんなときは、骨が伸びるための皮膚の材料が足りていないかもと考えてみてはどうでしょう。

ほかには、爪の周りにささくれができたり爪が弱かったり、風邪をひきやすかったりするのもタンパク質不足のサイン。

さらには、フラフラして朝礼で倒れたり、少しの運動で心臓がバクバクしたり……。この状態もタンパク質が不足することによって血液の材料が足りない状態、先ほどの貧血症状のサインかもと考えると、身長どころではなく、体が弱い健康状態になるのです。

とすると、成長のために栄養の材料を生かして、さらに、元気のレベルを上げてくれるためにもタンパク質は重要な役割なのです。それから、この時期に、部活やスポーツで汗を多くかくきみは、もっとタンパク質がいることも忘れないでね。

特に、今、背が伸びる時期には骨の伸びしろ（骨端線《こったんせん》・軟骨）の材料にはタンパク質がいちばんの鍵。身長が伸びるときは、骨とともにすべての人体を完成させるときであることを、しっかり理解してくださいね。少なくとも、成長期にたくさんのタンパク質が必要。だから、それを優先してとること。

日本男子の身長が世界水準になるためには、食事のカロリーもタンパク質も足りていないことがわかっているので、ここからは、どんな食材からタンパク質がとれるのか？　タンパク質を多く含む食材を、どのくらい食べたらよいかについてお伝えしましょう。

毎日絶対食べてね。一日に卵は3個

毎日、習慣として食べてほしい卵は、優秀なスーパーフーズ。きみたちにいうならば、ヒーローフーズです。

もともと、私もきみたちも最初はひとつの卵から、成長して生まれてきたように、卵もひよこになるために誕生しました。卵には、人体に欠かせない栄養素がたくさん含まれています。

まず、人体は20種類のアミノ酸で構成されていて、食べて摂取しなければならないアミノ酸が9種類あるのです。卵には人体と同じ20種類のアミノ酸が含まれていて、なかでも人体でつくることができない、9種類の必須アミノ酸がバランスよく含まれています。

不思議なことに、栄養素の中でタンパク質だけが栄養価を示す点数がつけられていて、タンパク質をどれだけ多く含んでいるかを示すプロテインスコアや、アミノ酸がどれだけバランスよく含まれているかを示すアミノ酸スコアの評価があります。この点数が2つとも100点の食材が卵だけなのです。だから、毎日、卵は欠かさずに食べてほしいのです。

しかし、お母さんやおばあちゃんから、「卵はコレステロールが多いから、食べすぎてはいけません」と言われたことはありませんか？

きみたちが生まれたころ、卵は大変な誤解を受けていたのです。日本中、いや世界中で、「卵はコレステロールが多いから、病気の原因になる」と言われてきました。間違った健康情報で、卵の好きな人たちが気にしながら食べている時期がしばらく続いていたのです。

でも大丈夫。今では、これまでの卵の情報が間違っていたことがわかってきましたから。むしろコレステロールもアミノ酸も、成長期にとてもたくさん必要な栄養素なのです。

卵はアミノ酸のほか、ビタミン、ミネラル、優秀な脂質が含まれています。なんとビタミンC以外のほとんどの栄養素が含まれているので、こんなにすばらしい食材である卵を食べないのはもったいない。

特にコレステロールは、成長期にはとてもたくさん必要です。細胞膜の材料や神経伝達物質の材料、ホルモンの材料にもなるのですから。コレステロール値が低い子どもは、うつっぽくなったり、引きこもったりしやすく、実際、不登校の子どものコレステロール値を調べてみると低かったのです。大人と成長期の違いを知らないと、子どもの将来にも関わってくるのがコレステロールだと、私は感じています。

そして、卵黄の中に含まれるレシチンは学習効果が上がる報告があり、脳のために大事な脂質です。レシチンは脳の神経伝達物質を生成し、記憶力を上げてくれるほか、食事のときの脂質の吸収や消化を助けます。年を重ねて現れる認知症や血管の病気の予防にもつながるという報告がありますから、家族でしっかり卵を意識して食べてくださいね。

卵黄の中に含まれる、コレステロールやレシチンは、きみが勉強や受験でイライラしたときに必要なホルモンであるステロイドの材料にもなりますから、毎日欠かしてはいけないのです。

多くの人が気にしてきたコレステロールですが、食事からとったコレステロールは胃や腸で消化され100%吸収されないように小腸で調整されているのです。

とったコレステロールが血液のコレステロールになるのは、わずか3分の1程度。足りない分は、肝臓で再度、つくられます。食べたコレステロールでは足りないのです。特に、きみたちの細胞分裂や脳神経の成長期にはむしろ足りないことが多いのです。このことは、お母さんも家族も理解しておかなければならない重要な栄養学です。私たちの人体は、寒いときも暑いときも、お風呂に入っているときも、プールに入っているときも、どんな環境でも一定の範囲内に体温は守られています。暑かったら汗をかき、寒いときは体温を上げたりと調節してくれます。

すなわち、人体にはいろんな形で、適応できるホメオスタシス（生体恒常性）という能力が備わっているということを覚えておきましょう。

卵の予備知識（1個の卵＝約７ｇのタンパク質がとれます）

・体にとって必要なアミノ酸がすべて含まれている
・脳、細胞に必要な優秀なコレステロールが含まれている
・卵の黄身には、レシチンという学習や記憶力を上げる脂質が含まれている

身長が伸びているときこそ、毎日3個の卵は食べなさい。
ここぞと頑張るときには、おやつに卵と覚えておきましょう。

背が高い人が多い国との身長の差は肉の量。毎日肉を200gは食べたい

背の高さが遺伝する可能性は、約25%といわれています。ならば残りの約75%は、背を伸ばすための生活態度や環境・食生活なのです。

好き嫌いや生活スタイルが違えば、兄弟でも身長に差が出ます。特に食生活においては、背の高い人は肉が大好きな人が多く、それも、しっかりと量を食べています。特に背が高い国との身長差は、肉を食べる量の差といってもよいかもしれません。

最近、ドクターからこんな話を聞きました。小柄な両親が子どもを連れて海外へ転勤になり、海外生活をして帰ってきてみると、両親をはるかに超えた子どもたちの身長に、周りがとても驚いたとか。

この本は、ただ身長が伸びるということだけではなく、この時期にどのくらい上質な骨をつくってあげられるか、ということを伝えたいポイント。そのためにも最も必要なのが、動物性タンパク質の量と組み合わせなのです。

いろいろな情報が氾濫していることで、いつ何を食べるのかは、かなり迷うことが多いと思います。また、日本食も無形文化遺産になり、健康食として世界中で関心をもたれてきています。しかし、日本食で最も不足しがちな食材が動物性タンパク質。

加えて私が20年間行った、食事チェックや血液データの栄養状態からも多くの方が不足しているのがタンパク質です。

長い歴史を見ても、狩猟の時代である縄文時代は、精進料理ブームになった鎌倉時代よりも身長が高かったのです。身長を高くするためには、肉はとっても重要だったということが歴史からもわかります。

そう考えると、日本人は農耕民族とのイメージが強いのは間違いですね。最近はやりの菜食主義やマクロビオティックなど、偏った食事や考え方をしている家族がいるなら……、子どもたちの成長に対しても不利益ですよ。

そして、肉をすすめると必ず、「好きなのでたくさん食べています」「食べすぎが心配です」などと言われます。しかし、意外に必要な量が食べられていないのです。

肉も私たちの人体といっしょで、約60％が水分、20％がタンパク質、20％が脂質です。これを読んで、ピンときたでしょう？

100ｇの肉ですと、タンパク質の量は20ｇ。そして問題は、焼く、煮る、蒸すなどの加熱をすると、タンパク質の量は約半分失われることなのです。そうすると、肉100ｇにつき、タンパク質の量は8～10ｇしかとれていない計算です。すべての食材は多くの水分を含んでいて、そこに熱が加われば失われる栄養素も多いということは、普通考えつかないため、ほとんどの人はびっくりします。

しかし、この説明をすると、なぜ栄養が不足していたのか、ほとんどの方は理解してくれます。そういう私も、これは勉強してから知って、驚いた重要なポイントだったのです。

こうした理由から、「肉は1日200gは食べてね」と、アドバイスするのです。そうするとお肉で、約20gのタンパク質がとれます。

動物性タンパク質として、100点のアミノ酸スコアをもった肉ですが、それに加えて、多くのビタミンやミネラルなどの栄養素も含んでいます。代表的なものをピックアップしてみますので、自分の食生活に合わせて、肉のメニューを考えてみてくださいね。

集中力アップ、部活の疲労感には豚肉

何といっても、この時期は受験勉強、塾などでストレスを感じ、それに加えて部活もあると、脳疲労が残ってしまいます。その疲労をいかに短時間で解決するか？　そ

して疲労を起こさせないように、栄養をどのように貯金するか、ということが重要になります。

タンパク質という栄養素は、たくさん食べてもためることができません。多い分は、排泄されます。しかし、その中に含まれているビタミンたちは、小腸や肝臓に貯蔵されます。日々の食事でコツコツとってためないと毎日不足し、いわゆる体の中の栄養に借金ができてしまい、疲れたり、キレやすい体質になったり、ダラダラしやすい体質になったりと自分自身理由がわからずイライラしていくようになります。

豚肉には、そんな体質を撃退する効果が期待される栄養素が含まれています。

■ビタミンB_1

糖質をエネルギーに変えるので、元気になれるビタミンの代表です。甘いもの、炭水化物が中心の食事をするとビタミンB_1が不足し、乳酸がたまります。これが疲労物質です。糖質に偏った現代社会の食事で、最も足りない栄養素だと考えるといいでしょう。そして、神経伝達物質の材料でもありますから、学習効果を上げたいなら欠かせませんね。

■ビタミンB_2

ブドウ糖を脳のエネルギーに変える補酵素です。脳には糖質がよいと知っていても、本物のエネルギーになるためには、酵素が欠かせません。そして、この時期大切なのは、成長ホルモンをつくるのに関わっていますから、質のよい睡眠にビタミンB_2をプラスすれば、背伸ばし作戦に効果ありです。

成長期の貧血（脳の酸欠）、スタミナアップには牛肉

骨といっしょに全体が大きくなるこの時期に、見逃しがちなのが隠れ貧血です。男子は生理がないので、身長が止まるころから貧血がなくなり、集中力がついてきます。

そこで、身長が伸びる時期を長く延ばすためには、成長途中で脳の酸欠を感じさせないことや、貧血で起こる心臓への負担をかけない量のタンパク質をとることが、本当に必要です。

日常的に、原因がわからずフラフラになったり、寝起きが悪かったりしたら、血液中の酸素量が原因かも、と考えてみて。そんなときには、牛肉の赤身を食べましょう。

牛肉はレア、ミディアム、ウエルダンと、加熱の程度が調節できるので、アミノ酸

の損失が少ないアイデア料理がたくさん考えられますね。そこで、血液が骨髄でつくられるときになくてはならない、牛肉に含まれる栄養素を紹介しましょう。

■ビタミンB_{12}

葉酸とのコンビネーションで赤血球づくりに関わっています。

そして中枢神経、末梢神経が正しく働くようにしてくれて、特におなかの赤ちゃんの神経をつくる栄養素として、妊娠前から葉酸とともに積極的にすすめられているビタミンの代表です。実は、認知症の人にB_{12}が足りないことがわかってきました。生まれる前から、生涯大事な仕事するビタミンB_{12}は、動物性タンパク質にしか入っていません。大人になって頭を働かせたいきみたちは、絶対に草食だけ男子になってはいけません。

さらに、牛肉には、造血に必要な鉄や亜鉛もいっしょに含まれていますよ。

皮膚、ニキビ、メンタルダウンの解消には鶏肉

多感な思春期に入るころは、ニキビが気になり始める時期です。このころ女子は初

潮を迎えるため性ホルモンが活発になり、身長が伸びなくなってきます。しかし男子は思春期が遅く、性ホルモンが活発になる前に成長ホルモンが活発になるので、その時期が長いのです。その分、男女の身長の伸びる期間に差が出ます。なので、男子の成長期間を長くするには、性ホルモンの時期を早めないのがよいのですが、そのサインは、ニキビかもしれません。

というのも、この時期のニキビは、脂質バランスが悪くなることで起こるとされていますが、その脂質、男性ホルモンが多く分泌されてきたというサインなのです。ひげもそうですね。これらのサインが出てきたら、間もなく身長が止まる予感です。

そして、ニキビがひどくて悩んだり、今まで子どもらしかったのが男性的でごつい体型に変わっていったりするので、精神的にも心と体のバランスがちぐはぐになり、反抗的な態度になってしまいます。この時期にぴったりな、心身のバランスをサポートしてくれる食材は鶏肉です。

脂が多くて気になる人は、料理前に黄色い脂肪の部分をよく処理し、皮もしっかり食べてくださいね。脂がカットできる網焼きやグリルで調理するとよいでしょう。

ニキビは出てもよいのですが、栄養が足りないと跡が残り、大人になって悩みますから、それを予防するための代表的栄養素を鶏肉からいただきましょう。

■ビタミンA

肉では珍しい動物性のレチノールは、口から体内へ入るとビタミンAとなって働き、皮膚の新陳代謝を上げるのに欠かせません。今は、お母さんたちが使う化粧品にもレチノールやアスタキサンチンなどが配合されており、ビタミンAがお肌に関わっているのがわかってきています。

また、ビタミンAは細胞分裂に欠かせないビタミンなので、新陳代謝の早い胃腸粘膜や鼻、のど、風邪をひきやすいなどのサインがあったら、とても役に立ちます。野菜のβ-カロテンといっしょにとると完璧。

そのほか、ビタミンB群の仲間であるパントテン酸は髪をつややかにしてくれて、神経系、消化器系の働きをよくするナイアシンはイライラを緩和してくれる味方になります。

成長期の造血、皮膚や視力の回復には牛・豚レバー

身長に比例して、血液量が不足してはいけないことは繰り返し書いていますが、最

強の鉄食材がレバーです。しかし、最もポピュラーな焼き鳥のレバーは、残念なことにあまり鉄が吸収されないことを知っておきましょう。

赤血球に核をもっているため、吸収が悪いといわれています。貧血には鉄。このことは、多くの人が知っていますが、鉄といっても吸収されるものと吸収されにくいものがあることを区別しておくことが、脳力アップの高身長のためには不可欠な知識です。

大まかに、動物性の鉄と植物性の鉄に分かれますが、吸収率が高いのは動物性の鉄で、これをヘム鉄といいます。また、吸収されにくい植物性の鉄を非ヘム鉄いいます。

思春期は、たくさん食べてほしいといっても、欧米の国と違い、動物性の食材を食べる量には習慣の違いがあるかもしれません。そこで、栄養の効果や吸収の効率を考えた食事を考え、きみたちの知恵として実践してほしいのです。特にレバーは好き嫌いがあるので、難しいときは、赤身の肉を選んで食べましょう。卵と同様、アミノ酸スコアが満点の動物性タンパク質である肉は、最高の背伸ばし食材です。

毎日取り入れたい魚で頭脳型高身長へ、肉と同量とろう

そうそう、忘れちゃいけません。優秀な動物性タンパク質である魚たちもすばらし

仕事をしてくれます。

特にいわし、さんま、さばに代表される青魚の脂にはＥＰＡ、まぐろの脂、特にトロにはＤＨＡが豊富です、脳にとても必要な脂質が豊富なのです。

海に囲まれた日本は、昔は新鮮な生魚を食べている量が世界でもトップでした。それと関連して学力が高かったといわれています。ぜひ、肉と同じくらいの魚を毎日食卓に加えたいものです。それも、週３～４回は夕食でとりましょう。

料理法は、生でいただく刺し身やカルパチョがおすすめ。または、軽く火を入れてあぶるのもよいです。魚の優秀な脂の最大の欠点は、酸化しやすいこと。加熱で酸化してしまうと栄養素の効果が失われやすいので注意が必要です。

昔から、しめさばや生のお魚をこうじ菌で発酵させた生寿司《きずし》などは、最高の保存食であり脳食だったと思います。かけがえのない大事な食材を、腐らせず、栄養をそのままいただく、このような昔の食文化が、現在では便利なジャンクフードやインスタント食品、コンビニ食や加工食品に変わったり、また、手に入りにくかったりと。栄養を考えるうえでは、残念なことです。

ほかにも、生ざけは高タンパク質で、さけのピンク色には、目の疲れや肌のカサカサをやわらげるアスタキサンチン、うなぎやあなごの赤い脂質にはレチノールというビタミンＡの仲間がたくさん含まれていますから、勉強で疲れている目にも大切です。一週間のメニューにしっかりと組み込んでいけたらいいですね。

私はよく目は、脳の一部と話をします。目の疲労と脳の疲労は一致しますから、しっかり栄養で守ってあげる工夫をしてください。また、ほかにも、ぶり、はまちなど、脳に必要な脂質が多いです。白身の魚はあっさりしていて脂質が少ないのですが、高タンパク質な食材ですから、オリーブオイルやバターでムニエルにしてみましょう。魚は青魚、ピンク、赤などの色で栄養素をいただくことや、魚の目のウルウル感で鮮度を見ながら選んでくださいね。

それから、旬の魚をいただくことも忘れずに。その時期に必要な栄養素がしっかり含まれているのが、旬の食材をいただくことの大切さですから。

よい睡眠を取っても、タンパク質をとっても、骨を最終的に強くしてくれるのは、やっぱりカルシウム。日本人のカルシウム摂取量は先進国でも最下位です。まずはここでしっかり、タンパク質とカルシウムの仕事の違いを明確にしましょう。

2. やっぱりカルシウム、でも牛乳の飲みすぎは貧血のもと

骨を伸ばすのはタンパク質。骨を丈夫にするのはカルシウム。これをビルにたとえると、タンパク質は骨組みとなる鉄筋をつくる仕事し、カルシウムはコンクリートのように固める仕事をします。いかに高～く、強い骨をつくるかは、栄養の量と質に関わってくるのです。

そこで、よく話に出てくるのが牛乳ですよね。もちろん牛乳は優秀なカルシウム源ですが、飲みすぎたらアウトなのです！　これが栄養学の落とし穴だといわれています。牛乳には、乳糖やカゼインといった分子が大きいタンパク質からできており、腸で吸収のトラブルを起こすこともあるため、特に腸の弱い子どもは牛乳貧血を招くといわれています。そうなると貧血を起こし、その結果、骨の軟骨や血液の量を増やすことができなくなります。ガブガブ飲んでは、マイナスになりますね。

また、ごはんのときに噛まずに牛乳を水がわりに飲んでいる子もたま～にいますか

ら、消化にはとても悪いです。ごはんはよく噛んで、唾液で最初の消化をさせてください。さらに、大人よりもタンパク質を必要とするきみたちは、カルシウムもそれに比例してたくさんとる必要があります。タンパク質の食事が多いと、尿中からカルシウムも多く排泄されるので、成長期には、「多めのタンパク質には多めのカルシウム」という簡単な方程式があるということを覚えてくださいね。

成長時期に合わせて食べる量が変わるときですから、タンパク質とカルシウムの比率は、タンパク質が50ｇに対してカルシウムは１０００㎎。タンパク質が60ｇとすればカルシウムが１２００㎎と考えてメニューに取り入れるとよいでしょう。

現在の日本人の食生活は以前よりタンパク質の摂取量が減っており、昭和時代とほぼ同じともいわれています。加えて、日本人のカルシウム摂取量はいまだに６００㎎を超えたことがなく、世界から見ても日本人が最も足りていない栄養素だといえるのです。アメリカの基準では11～18歳までの、カルシウム摂取量は１２００㎎ですから、半分もとれていませんね。成長期の、この時期は１０００㎎超えを目指して、毎日意識して食事に取り入れましょう。

知っておいてほしい、カルシウムの大事なお仕事

カルシウムが骨の材料だけと思ってはいけません。カルシウムが骨や歯に99％貯金をしているのかというと、筋肉を伸ばしたり縮ませたりする動きのときに、カルシウムがスイッチを入れてくれているのです。なので、カルシウムが足りなくなると、足がつったりするのです。

カルシウムは、細胞と血液に、常に10000：1の比率という、一定の濃度をキープしながら働いてくれています。骨に99％のカルシウムがキープされているのは、細胞や血液中にカルシウムが足りなくなると骨から貯金をおろして、心臓の筋肉を動かしたり、血圧の調整をしてくれたり、血管壁を強くしたり、自律神経を整えるホルモンを出してくれたりするためなのです。

骨はカルシウムの貯金箱のよう？　正確には貯蔵箱なのですが、今はその貯蔵箱をいかに大きく高い倉庫（＝身長）にするかが重要です。骨量は20～30歳でピークになり、その後は減るといわれていますが、それは、常にカルシウムが毎日使われる分、食事でとれていないことにより起こります。

身長が止まってからも、カルシウムは毎日十分にとることがいちばんですが、ここ

で、いちばん問題なのが、たくさん食べたつもりでも失うことがあります。

カルシウムを失いやすい習慣としては、ジャンクフードやインスタント食品、冷凍食品や加工食品などを食べている場合です。いくらカルシウムをとってもリンの多い食品を選ぶことで、カルシウムは尿から排泄され、骨を成長させることができなくなります。それから、甘いものが好きなスイーツ男子も要注意です。

きみの体からとったカルシウムを尿から出さないように、尿管では再吸収されるすばらしいシステムがあるのです。カルシウムが二度も体内に吸収されるメカニズムを知ると、失ってはいけない、大切な栄養素だということがわかりますね。

砂糖を多くとる人に、覚えておいてほしいのが、糖尿病の方のメカニズムです。特に詳しく調べると、尿糖がプラスになったり、尿中のカルシウム排泄量がとても多かったりします。糖尿病でなくても、糖質を多くとると尿でカルシウムが排泄されてしまうと予想されますから、それは、もったいないですよね。ここでいいたいことは、成長期のカルシウム量をみな同じ量で摂取するように提案しても、個人個人の食生活が違えば、吸収されてきちんと骨の材料になるか、尿から排泄されて失われてしまうかに分かれてしまうということなのです。

またストレスの度合いによって、カルシウムの吸収が違うことも知っておくとよいでしょう。ストレスといえば、受験など勉強におけるストレスはこの時期には避けられないでしょうし必要なときですが、ゲームなどで意味のない時間を費やすこともストレスになります。それはとても無駄です。どちらに優先順位をつけるかは、自分で考えること。

いろいろな場面で選ぶという感性を今から磨くとよいですね。環境の違いがあっても、いろいろな食材から一日の総合量をしっかり食べる工夫を、お母さんといっしょに考えましょう。そしてカルシウムには、いっしょに働くブラザーイオンのマグネシウムがありますが、これは第5章でご紹介しますね。まずは、吸収のよいカルシウム食材を明確にしましょう。

吸収がよい乳製品は、牛乳コップ3杯+チーズメニューで賢い食事を

牛乳のとりすぎはいけませんが、やっぱり吸収率のよいカルシウムの摂取は、乳製品で毎日工夫することです。リンの80%はカルシウムと結合し、骨や歯の材料として大切なので、カルシウムの吸収を考えたときに優れた食材としては、リン酸カルシウ

ムがよいのです。リンが不足すると発育不全になったり、骨がやわらかくなったりします。ただ、あまりにとりすぎるとカルシウムが排泄されるので、先ほども言いましたが、リンが多く含まれる加工食品やジャンクフード、インスタント食品のとりすぎには、くれぐれも注意すること。また、リン過剰の原因に、スナック菓子やスイーツ、なかでもチョコレート、便利なレトルト食品なども、長期的に食べることでカルシウムを排泄させるサイクルになってしまいます。成長期に食べるものは、手作りがいちばんです。

しかし、たまに驚きの質問があります。チーズがよいといえば、「冷凍ピザは?」これも冷凍食品という加工食品です。冷凍食品もリンや化学塩が多いのです。お母さんたちは可能な限り手をかけること、そしてきみたちは、ジャンクフードやインスタント食品で済ませないことを心がけてください。

冷凍食のアイデアとしては、薄く小さいピザ生地や餃子の皮にトマトソースかケチャップ、ナチュラルチーズをのせて冷凍し、食べるときに好きなトッピング。たとえば、えびやソーセージなどをのせてフライパンで焼くと、カリカリミニピザが簡単にできるので提案しています。いつでも手軽に作れるおやつを冷凍食のレパートリーにしてください。

昔からの優秀なカルシウム食材、魚や干しえびなどの海のものも積極的に

肉は骨をつくるとてもよいタンパク質ですが、カルシウムリッチな動物性タンパク質の魚は大切な動物性のカルシウム源です。忘れてはいけませんね。特に、小骨まで食べられるどじょうはカルシウムの宝庫ですが、自宅で手ごろに食べられないので、チャンスがあれば食べてみてください。

ほかには、煮干しや、わかさぎ、ししゃも、いわしなどは骨まで丸ごと食べられるのでおすすめ。わかさぎは骨まで丸ごと食べる工夫をし、いわしは骨ごとだんごにしてハンバーグやつみれ汁にしてみましょう。また、干しえびやごまなどもリン酸カルシウムの宝庫です。これをほかのカルシウム食材と合わせて、卓上ふりかけにして常備することをおすすめしています。

大豆製品のがんもどき、生揚げ、木綿豆腐や納豆も吸収のよいカルシウム

意外にも、日本食には欠かせない大豆製品にはリン酸カルシウムが豊富です。そして、植物性のタンパク質です。これで、カルシウムリッチメニューがたくさん作れそうでしょう？　第5章でメニューを提案していますが、大豆製品と乳製品、大豆製品と魚の組み合わせは、オリジナルで工夫してみてください。

日本人がみそ汁を飲まなくなるなど、大豆離れが起こることで、今までと違う病気も増えています。特にこの組み合わせは、子どもたちだけではなく、お母さんたちの骨粗しょう相症、お父さんたちの男性更年期予防にも効果的な組み合わせです。家族それぞれが違う目的なのに、みんなで同じメニューで健康にもなれます。週末の定番にしてほしいです。背伸ばしカルシウムメニューは、お父さん、お母さんの若返りメニューとしても、家族を丸ごと元気にしてくれそうです。

単体では吸収が悪い小松菜、大根の葉、京菜は、吸収のよい食材といっしょのレシピで

カルシウムは野菜に含まれているので大丈夫、と話す菜食主義の人は要注意です。小松菜、モロヘイヤ、たけのこ、ほうれんそうなどに含まれるシュウ酸カルシウムは、腸管から吸収されにくく、腎臓を通って尿に排泄される過程で石になる原因になると

されています。尿路結石のうち腎臓でできた石は腎結石、尿管でできた石は尿路結石、膀胱でできた膀胱結石です。実際できたら痛そうな病名がつきますね。

そこで、植物性のカルシウムは、カルシウムの摂取を期待するよりも、食物繊維やカロテンなど別な栄養素の食材として理解し、カルシウムのとり方を工夫しましょう。シュウ酸が多い食材でも、動物性タンパク質やリン酸カルシウムと組み合わせ、シュウ酸だけが腸に行かないようにすれば大丈夫だということが報告されています。それがわかっているだけで、栄養学的なレシピになります。

3. 〝骨の伸びしろ（骨端線）〟に必要な鉄は貝類で

平均的に、身長が伸びる17、18歳までは、伸びしろの骨端線軟骨がある状態なのですが、このやわらかい軟骨の細胞分裂をサポートしてくれるのも、食べる栄養と関わっています。

骨は生きている間、毎日壊してつくりかえることを繰り返しています。この軟骨部分は、コラーゲンの材料となる食材を積極的にとることで補えるのです。コラーゲンになる食材はタンパク質と鉄、それにビタミンCという3つの栄養素が体で吸収されてコラーゲンの材料になってくれます。

成長期の隠れ貧血のことは、タンパク質のところでもふれましたが、体格や体型、体重の増加によって、血液をつくる材料に必要な鉄は人の命を守るために優先的に運ばれるため、軟骨や骨の成長までには長い道のりがあります。骨端線の軟骨のためにも、栄養が行き届くように大人よりも鉄を多めにとることは理解できますね。

肉や魚の一日量を多めに、といっている理由のひとつには、隠れた貧血レベルをどのくらい改善してあげられるか？　ということが頭にあるからです。この課題をテーマに20年間、血液データを見ながらアドバイスをしてきたので、なんとしてもこの時期の貧血は避けてあげてほしいです。身長だけではなく脳の酸素不足で起こる不調や集中力欠如の助けになると考えています。

なるべく、軟骨部分を長い期間やわらかい状態でキープし、18歳をオーバーしても背伸ばしの期待ができるとうれしいですね。

そこで、おすすめの鉄食材として優秀なのはあさりです。少しおさらいですが、鉄には吸収のよい鉄と吸収のよくない鉄があることをいいましたね。吸収のよい動物性のヘム鉄と、吸収のよくない植物性の非ヘム鉄とがあります。

なぜ吸収に差があるかというと、鉄は空気にふれると酸化してしまいます。簡単にいうと酸化とはさびることですが、ヘム鉄は動物性タンパク質が鉄を包んでいるため、さびることなく胃腸を経由し小腸や肝臓で貯蔵されます。その情報はフェリチンという血液データーを見ることでわかります。鉄やミネラルはタンパク質がトラックとなって運ばれ30〜40％が吸収されるのに対して、植物性の鉄はそのままの食材では1〜5％しか吸収されません。この違いを理解すると、野菜中心の食生活だと背が伸びないことがわかると思います。

ヘム鉄をとるならば、あさり料理がおすすめ

ヘム鉄食材のトップはあさりです。赤貝やしじみ、うなぎや卵にもヘム鉄が含まれています。もちろん、牛や豚のレバー、赤身の肉、牛、豚、鴨、ラム、鶏肉のももも へム鉄がリッチな食材です。そして、非ヘム鉄食材もここで紹介しておきましょう。

吸収率は少ないのですが、鉄の多い代表食材としてはひじきです。これは、食べ合わせを考えたレシピで吸収率をアップさせる作戦がベターです。動物性タンパク質と組み合わせると、いろいろなレパートリーができますね。また、枝豆やゆば、がんもどき、いんげん豆などの大豆製品や小松菜、ほうれんそう、かぶや大根の葉にも鉄が含まれていますので、第5章のレシピで提案しましょう。

4. しなやかな関節の軟骨コラーゲンをつくるビタミンC

鉄に続いて、ビタミンCですが、鉄やビタミンCが身長に関わっていることは、あまりいわれていませんね。しかし、体格としての器が成長するときの造血や栄養の吸収などに大切な意味があります。鉄は吸収されにくいミネラルですから、タンパク質とともにとることで吸収率を上げることができますね。そしてその吸収率は、ビタミンCをとることで、さらにアップすることがわかってきています。そう考えると、食後の果物は理にかなっていますね。ただし、いちごやかんきつ系に限りますが。もちろん、ビタミンC自体が、コラーゲンに必要な栄養素だということは知られています。お肌プリプリには欠かせないビタミンです。

そして、なんと、コラーゲンはお肌だけではありません。人体の3分の1がコラーゲンなのです。軟骨や肌だけでなく体内の臓器をしっかり固定し、内臓の位置にキープしてくれているのも、筋肉やコラーゲンです。内臓粘膜や筋肉が弱くなると、内臓も下がる感じです。きみたちはまだこんな心配はないのですが、お母さんは気になるかもしれませんね。特に若いきみは全身がコラーゲンに包まれているので、みずみずしいのですよ。軟骨のコラーゲンが早くかたくならないようにしましょう。骨端線の軟骨がかたくなるとともに、背は止まり、身長の伸びが悪くなっていきます。なるべくそうならないよう、身長を伸ばしてあげたいものです。

そのためにコラーゲンの材料であるビタミンCを積極的にとることが大事です。簡単な組み合わせなら、赤身の肉にブロッコリーのポタージュスープとか、肉のサイドディッシュにキャベツや赤ピーマン、トマトのサラダというように、食べた栄養をいかに吸収させるかを考えることで効果的な食べ方をすることを習慣にしてみてはどうでしょう。

ビタミンCたっぷりのおやつは、無糖のいちごヨーグルト

ビタミンCの注意点は壊れやすいことです。また、ストレスが多いと不足し、食べてから3時間をピークに減っていきますので、3時のおやつは甘いものではなく、無糖のヨーグルトにキウイフルーツやいちご、みかんを薄皮ごとカットして混ぜるだけのビタミンCリッチのヨーグルトを食べるのもおすすめです。特に、塾前の間食メニューとしてはいいですね。

このような工夫は、塾前におなかがすいたと思ったら、自分で作って食べてみてくださいね。みかんやいちごは、包丁がなくてもちぎって作れるお手軽デザートです。栄養は、知識を学んで工夫をすると忘れません。自分で作るのは応用学です。

ビタミンCは、軟骨の潤滑油です。たくさん新陳代謝を上げてくれている骨と、直接骨に負担をかけずに体を動かしてくれる関節の潤滑油となっている栄養素は、ビタミンCだと覚えておきましょう。

5. 骨の形成を助ける、ビタミンDはコレステロールでつくられる

丈夫な骨や歯は、ビタミンDがあってのことだといわれる理由があります。ビタミンDはカルシウムの吸収を助けるサポーターです。食べたカルシウムを吸収させやすくしたり、骨に届けたりもしてくれます。食べるカルシウムが少ないときは、骨からカルシウムを溶かし血液に届けたり筋肉を動かしたりして、大忙しなのです。

このビタミンDをつくるには、ビタミンDをつくる前に体に蓄えていなければならないコレステロールが必要なのです。きみたちが外に出て太陽を浴び、皮膚から紫外線を受けると、皮下のコレステロールがビタミンDをつくってくれて、骨を丈夫にしてくれるのです。だから太陽の光を浴びることは、幸せホルモンのメラトニンをつくってくれたり、骨を丈夫にしてくれたりする、とても大切な習慣になります。

それが足りないと、成長しているやわらかい骨が曲がりやすくなり、エックス脚やO脚になることもあります。この時期に姿勢が悪いと、背骨も曲がってしまいますか

ら、曲がった分だけまっすぐ伸びにくくなり、せっかく伸びているのに、低く見えて損をします。この時期に太陽の下で、姿勢を正してしっかり立って歩くことは、栄養を体内でつくるためにも大切なことです。

身長のためには、日焼け対策をしてはいけない

そうそう、大事な注意点をひとつ教えましょう。

今、日焼けをするのを嫌い、UVカットのクリームを塗っているきみは、背を伸ばしたいなら今から禁止です。皮下でつくられるビタミンDをUVカットすることでブロックしてしまいますから。お母さんにも教えてあげましょう。

小さな子どもがいるお母さんがUVカット対策をしたことで、今、くる病という骨の病気が問題視されています。10代の日焼けは、40歳に日焼けするのとは違うので、皮膚の新陳代謝が早い20代には解決していきます。

細胞の新陳代謝に必要なコレステロールたっぷりの食品はいかや卵、うなぎです。頑張っているときのお弁当は、うなぎを巻いた卵焼きにしてもらいましょう。ビタミンDの食材は、あんこうのきも、かつお、いわし、さけ、さんま、うなぎなど、魚に多いです。それに、日を浴びてできた、乾燥しいたけもビタミンDが豊富な食材です。

6. 骨の強さを仕上げる、ビタミンK

なぜ、骨にビタミンKが必要なのか？　ビタミンKは、けがをしたときに血を止める役割をするビタミンです。何かあったときに、血液が止まらなければ命に関わりますから、大変ですね。その止血の役割をしてくれるビタミンKは、骨にとってもなくてはならない栄養素なのです。

ビタミンKは、カルシウムを食べたあと、カルシウムを骨にくっつけてくれる働きをすることもわかってきたのです。せっかく背を伸ばしたくて牛乳をたくさん飲んでも、その中のカルシウムはビタミンKがないと、血液に溶けてしまい、骨としては完成しませんから、とてももったいない。骨にカルシウムが沈着し、さらに強く安定させてくれるビタミンKには、緑黄色野菜のK_1と卵や鶏肉に含まれているK_2‐4、納豆などの発酵食品にはK_2 - 7という、3タイプのビタミンKの種類があります。

カルシウムとビタミンKがしっかりとれる、生卵と納豆のごはん

そこで今、いちばん効果が期待されているのが、納豆に含まれるビタミンK。次は卵や鶏肉です。一日の中で、カルシウムとビタミンKをしっかりとれるメニューは、昔からやっている生卵と納豆のごはんということになりますね。

確かに、私の子ども時代は、田舎育ちですから、パンやお菓子もあまりない時代です。このメニューで毎朝、ごきげんに育ったようなものです。質素な感じがしますが、じつは、ほんとうに、栄養満点のメニューだったのです。毎日の朝ごはん、見直しましょう。

さらに、もうひとつ特徴があります。食べる際に、ビタミンDは脂といっしょにとると吸収がよいのです。緑黄色野菜は鶏肉と鶏肉の皮の脂で炒めたり、納豆にごま油をかけたりするメニューも考えてみましょう。

骨ができるときは、いつも壊してつくりかえる、リ・モデリングという仕組みが体の中で行われていることを理解すると、栄養素の大切さがわかります。自分をプラモ

デルや積木にたとえてみて。作っては壊し、作っては壊しながら、強くしなやかにひとつの作品ができ上がっていくような感じです。きっと、この瞬間も自分の体の中で起こっていますよ。

7. 成長ホルモン、細胞分裂に欠かせない亜鉛

ヒーロー栄養素、最後の登場は亜鉛です。生まれた瞬間から細胞分裂が終わるときまで人体にとって欠かせないミネラルです。

きみは生まれてから、たくさんの母乳をお母さんからもらって大きくなってきたのですが、その最初一週間の母乳の中にたくさん含まれていたのが亜鉛なのです。

その理由は、生まれたての赤ちゃんの細胞分裂はとても盛ん。その細胞分裂に必要なのが亜鉛なのです。特に皮膚の細胞分裂が激しいため、初乳にはたくさん亜鉛が入っているのです。もし、母乳が不足したり亜鉛の入っていない調整粉乳で育ったりする

と皮膚障害が発生することがあるといわれています。代表的な症状は、乳幼児期湿疹やアトピー症状などです。母乳の栄養には、生命を子どもたちの健康につなげるためのメッセージのようなものを感じます。

亜鉛のスタディーでいちばん驚いたのが、遺伝子のDNAの合成に亜鉛が必要だということでした。DNAは4つのアミノ酸のいろいろな配列でさまざまな活躍をしていますが、この4つのアミノ酸が同じものをコピーするときに、亜鉛がないとコピーができないことがわかっているのです。このDNAのはさみのような亜鉛を、ジンクフィンガーといいます。

皮膚は古くなると垢になって落ちていきますが、その下には同じ若々しい皮膚があります。亜鉛がないと細胞分裂はうまくいかなくなるため、皮膚にトラブルが出るのです。亜鉛が不足していると、体にはたくさんのサインが出るためによくわかるのです。それから、成長期に爪に白い点が出ているなら、亜鉛不足を疑ったりします。

そのほかにも、骨、体格、血液、粘膜それぞれに亜鉛が関わっているので、背を伸ばすためには絶対欠かせない栄養素です。また、成長ホルモンをつくったり、体内酵素に関係したり、免疫力に関わっていることも報告されていますから、風邪や感染症などの予防にも必要なのです。亜鉛は元気にすくすく成長させる栄養素、そんなイメージですね。

また、インスリンの合成や分泌に関与し、糖質をとったあとの血糖値のコントロールにも関わっているともいえます。亜鉛が不足すると、恐ろしいことに味覚が衰え、味を感じなくなるのは有名な話です。当然、不足している状態というのは、亜鉛の食材をとらないことや吸収されないことで起こることはわかりますね。

その他にも、解毒にも関与している亜鉛ですから、ファストフードやコンビニ食、インスタント食品の中でも添加物をたくさんとると、体の中は亜鉛不足が起こることもあると考えておくとよいでしょう。

スイーツ大好き生活、そしてストレスや、大人になったらおつきあいするアルコールなども、知識として覚えておくといいですよ。食べたり飲んだりすることで、失う栄養素が意外に多いこともきっとびっくりされているかもしれませんね。身長のためにヒーロー7大栄養素を食べること、そして、失わないこともこの章では大切なメッセージです。

簡単・便利な食事ほど、背を伸ばすときには慎重に選ばなければなりません。

亜鉛は将来、男性ホルモンや男らしさを表現するための栄養素なのです。

亜鉛リッチ食材としては、断然かきがトップです。ほかには、豚のレバーや牛肉、卵黄、はまぐり、かに、パルメザンチーズや煮干しなどがあげられます。植物には、亜鉛が少なく吸収も悪いため、タンパク質に包まれる亜鉛食材が体内にスムーズに運ばれていくことが理解できます。身長の伸び悩んでいるときは、亜鉛食を考えましょう。

第4章

身長を伸ばすのはどっち?
理想の外食チョイス

背を伸ばしたいきみたちに、何を食べるか正しく選んでほしい！

どうしても、甘いものが食べたくなったら……？　コンビニやファミレスで何を食べたらいいのか迷ったら……？　そんなとき、どうする？

今、背を伸ばしたいきみたちにぴったりの、智春流メニューチョイスをお教えします！　外食をするときの参考にしてみてくださいね。

スイーツ編

1. ショートケーキより、チーズケーキ
2. モンブランより、シュークリーム
3. カステラより、ビターなチョコガレット

■理由

1. チーズケーキは文字通り、チーズと卵がたっぷりですから、スイーツの中でもリン酸カルシウムとタンパク質がとれるおやつです。
2. シュークリームも、カスタードクリームに卵がたっぷり入っています。
3. チョコガレットは、低糖のチョコレートを使うとベストです。カカオにはポリフェノールや亜鉛マグネシウムなど含まれ、ほとんどが卵でできていて、小麦粉の量は少ないです。

■解説

ケーキは食べてもいいですか？　おやつは何がいいですか？　と聞かれたら、基本的に甘いものは禁止！　といいます。甘いものを食べると、血糖値が上がったり、下がったりします。そのおかげで、食べたときはおいしいし幸せな気がするのですが、それもすぐにしんど～いという状態になるのです。

脳のエネルギー源は、糖質ですが、その糖質も急激に上げる食品とゆっくり上げる食品があります。白砂糖を使ったスイーツはすぐに脳に働きかけるので、血糖値が急激に上がり、その後すぐに急降下します。だから、食べたあとが大変なのです。下がっていくとき、下がりすぎた血糖値が本来キープすべき血糖値よりもさらに下がるため、命の危険を感じた体は、自然に下がりすぎないように頑張ってくれます。そのときに頑張ってくれるホルモンが、アドレナリンなどの自律神経に関わるホルモンのため、精神的にキレたり、肉体的には眠くなったりします。そして、疲労感におそわれるので、ダラダラしてしまう体質になります。ダラダラ体質は性格ではなく、食べ物が原因のことが多いのです。

それならやっぱり、砂糖を使ったお菓子は特に食べないほうがよいのですが、もしも、すぐにやめられない場合の提案として、スイーツを選んでみました。

成長期のきみは、基礎代謝や身長が伸びる材料がたくさん必要なので、スイーツの中にも、タンパク質やカルシウムがより多く入っているものをチョイスするのが賢い選択です。

コンビニ編

1．菓子パンより、卵やサンドイッチ

2．おにぎりより、パスタ

3. コーラ飲料より、天然の炭酸水
4. スナック菓子より、アーモンド
5. 揚げ物より、おでんの大根と卵
6. 缶コーヒーより、本格派カフェラテ
7. カップラーメンより、スープはるさめ

■理由

この7つのチョイスメニューには、共通の理由があります。すべて、最初にあげたメニューは急激に血糖値を上げ、その次にあげたメニューは急激に血糖値を上げません。

ここ20年、日本人の男子の平均身長が伸び悩み、タンパク質の摂取量が減っているという報告があります。そして、身長を伸ばすために必要な、カルシウムや亜鉛などのミネラルも、加工食品で阻害されています。せっかく食べたものが、背を伸ばすために味方になってくれていないのは、もったいないことです。

コンビニチョイスでも、糖質や酸化された脂質、加工食品のナトリウムなどに気を

つけましょう。重要なミネラルが体内に不足することで、味覚も鈍感になってきます。将来、一流の味に出合うために、味の感性を磨く習慣をつけていきましょう。

解説

コンビニチョイスは、加工食品の中で、いかに添加物が少ないものを選ぶかが重要です。それから、スナック菓子も含めて油で揚げて時間が経ったものを食べないことです。せっかく、今のきみの細胞はウルウルしているのですから、細胞を酸化させないようにしてあげると、よりよく元気ですてきなヒーローになれます。

間食を買うためにコンビニに寄るときは、本当におなかがすいているのか？　おなかがすいていないのにぶらりと入って、見てから食べたくなるのか？　自分自身に問いかけてみてください。「一日の中でいつ、何のために、何を食べるか？」をよく考え、コンビニに寄る習慣があるきみは、何となく寄るのではなく、きちんと目的をもって入るといいですよ。

外食メニュー編・めん料理

1. うどんより、そば
2. ペペロンチーノより、ボンゴレやカルボナーラ
3. ナポリタンより、ミートソースやペスカトーレ

■理由

1. そばはうどんよりも栄養価が高く、成長期に必要なタンパク質が含まれ、アミノ酸スコアも90点なので、動物性タンパク質に近いのです。それに比べて、うどんのアミノ酸スコアは40点。消化がよいのはうどんですが、その分、血糖値の上がる速度も速いのです。そばには、ルチンやポリフェノール、糖質をエネルギーに変えるビタミンB_1、B_2も含まれ、総合力のチョイス食なのです。

2. めんの中でもおすすめしているのがパスタです。血糖値の上がり方が少ないのが理由のひとつですが、チョイスするときの基準は、それに加えて栄養素がどのくらい組み合わされているかです。

　ボンゴレはペペロンチーノにあさりをプラスしたもの。あさりは、吸収のよい鉄がリッチで、成長期の血液には大切な栄養素です。カルボナーラは、ベーコン

や卵で、タンパク質が豊富な食材が増量されるメニューで、バランスのいいチョイス食です。一皿でも、炭水化物のみの栄養素に偏らない工夫が大事です。

3. ナポリタンに使われるケチャップも、かなり糖質が含まれている調味料です。シンプルなトマトソースにひき肉のタンパク質、シーフードのタンパク質がミックスされたミートソースやペスカトーレは、ソースがおかずになりますね。パスタには、ごはんにふりかけをかけるようにチーズをふりかけますから、国や文化が違っても、主食のふりかけにカルシウムの食材が使われているのは、とても勉強になりますね。タンパク質やカルシウムがたっぷりかかった、ゆっくり血糖値を上げる一皿料理で、体力も骨格も大きくしましょう。

解説

外食でめんを食べると、めんだけしか食べない食事になりがちです。具がたっぷりで、具にタンパク質が含まれているメニューだと、ベストチョイスです。

そばにするならば、油揚げや卵のキツネ月見をオリジナルトッピングし、めんはうどんなどの白いめんよりそばを選ぶと、血糖値が上がりにくいです。また、ラーメンも素ラーメンではなく、卵、チャーシュー、もやし、ねぎなどをたっぷりとトッピングしてくれるお店に行きましょう。

外食メニュー編・ファミレス

1. トーストより、BLTサンドのフライドポテトなし
2. パンケーキより、エッグベネディクト
3. パフェより、チョコレートアイス

■理由

1. パンを食事に選ぶときに気をつけたいのが、そのまま食べるか、具材を入れて糖質そのものの吸収スピードを遅くするか、なのですが、トーストは小麦粉のみを食べていることになり、血糖値の急上昇は避けられません。またそこに、砂糖たっぷりのジャムなどを使うとさあ大変！　即、眠くなってあくびが出てきます。
それに比べて、薄いパンをたくさんの具材でサンドしてあるBLTサンドは、栄養バランスがよいだけでなく、よく噛まないと胃の中に入れられません。口の中

で第一消化が行われますが、噛むことで脳に刺激を与え、唾液が出てきたことで、免疫力が強くなるともいわれています。やわらかいものよりかためのものを食べて、あごの刺激も忘れずに。

2. パンケーキも1のメニューの応用ですね。口どけのよい小麦粉でできたパンケーキに、はちみつやメイプルシロップをかける糖質過剰メニューは、すぐすぐ脳をコントロールすることにおいては、すすめられません。

それと比べると、卵とチーズをふんだんに使った、エッグベネディクトは最高です。オリーブオイルや岩塩などで素材の味を生かし、タンパク質、カルシウムを増量したメニューです。このとき、甘いソースはかけないようにしてね。

3. デザートを食べる習慣は、この時期に必要ないのですが、あえて比べるとすれば、このチョイスメニューは砂糖の量の違いです。食べるなら、カカオが入ったチョコレートで血糖値を急激に上げないほうを、少しだけいただくのがよいでしょう。アイスクリームのみに、ナッツをかけていただくのは賛成です。舌でなめて胃に入れるより、ナッツを噛みながら消化するのは、脳にとっても刺激になります。

■解説

ファミレスは、スイーツやデザート、パンケーキを避ければ、意外にすばらしいメニュー構成ができます。特に私がおすすめするファミレスは、先日感動したロイヤルホストです。私がよくお願いする、卵プラスメニューに対応してくれました。そして、白いごはんより、雑穀ごはんや季節ごとのメニュー、サイドメニューも選べます。メニューを組み合わせることで、血糖値を上げない順番を、選んで食べる工夫もできます。

健康やパフォーマンスを上げるには、血糖値をどのようにして急激に上げずにコントロールするか、だと思います。これは、私の20年間のアドバイスのテーマとしていることです。

がっつり食べてOK！　私が提案する理想のファミレスメニュー

そしてここで、私がおすすめするロイヤルホストのメニューを参考に、理想のメニューをアドバイスします。

1．ステーキ＋いろいろ野菜のサラダ＋オニオングラタンスープ

2. 牛と豚のハンバーグに目玉焼きを添えて＋サラダ＋ミネストローネスープ
3. 海老とホタテの温野菜添え＋オムライス
4. ポークのロース生姜焼き＋シーフードグリル
5. チキンのジューシーグリル、目玉焼き添え＋ポルチーニクリームパスタ
6. 真鯛のごま焼き（ライス抜き）＋オムライスは雑穀でリクエスト
7. 18雑穀のカレー＋生ハムサラダ

■理由

今あげた理想のファミレスメニューには、共通した理由があります。

動物性タンパク質でアミノ酸スコアの高いメニューを選び、さらに野菜も豊富に選ぶことで、繊維といっしょにタンパク質がとれます。繊維質は腸内環境をよくし、腸の中でつくるセロトニンを増やし、夜の眠りの質につながるため、バランスが取れています。肉や魚に加え、卵をいっしょにいただくのは、脂の吸収や排泄を卵の黄身のレシチンで助けてもらうためです。おまけに、タンパク質が増えるので、一石二鳥ですね。

糖質にも工夫があります。雑穀ごはんがあるファミレスは少ないのですが、雑穀ごはんがあるお店に入ったときは、積極的にこちらを選びましょう。白いごはんよりも血糖値の上昇をゆるやかにし、よく噛んで食べられます。パスタも同じ理由ですね。ファミレスでの基本パターンは、高タンパク食＋卵＋野菜、きのこの繊維質＋糖質チョイスです。味つけは砂糖を使わないもので、シンプルに素材を味わうことが基本です。

解説

成長期のきみは、肉や魚からガッツリ食べていいんです。その代わり、野菜をいっしょに食べること。やってはいけないことは、白いごはんや炭水化物を最初にとることです。タンパク質をしっかり食べたあとに少量の炭水化物をとると、体内では胃袋の一度のキャパシティを考えて、タンパク質を優先して吸収してくれます。

血糖値のことはスイーツのところに書きましたが、満腹感が出るのも血糖値です。最初に糖質食を食べると、骨に必要な一日のタンパク質が足りません。なので、血糖値をゆるやかに上げてくれるタンパク質は、骨にも筋肉にも、血液をつくる今の時期には欠かせない食材です。

そして、もうひとついけないことは、食事のときにジュースを飲むこと。噛まずに食べ物を流し込む癖がつきますし、炭酸でおなかが張ったり、砂糖が入っているために血糖値が上がって満腹になったりしてしまいます。正しい食事をすると、おやつを食べるおなかのスペースがないですから、おやつは食べたくなくなるのです。ここでも優先順位を考える意識が身につきますね。

今回はファミレスのメニューを参考に、具体的にアドバイスしましたが、外食の際はこのメニューを応用してみてください。

ちなみに、夕飯は外食でも早めにしっかり食べて、夜勉強するならば、勉強モードにするために、20時30分くらいにはお風呂に入るようにしましょう。

第5章

いつ、何を食べる？
シチュエーション別、ヒーローレシピ

朝食の現状

最近、朝食を食べないで学校に行く子どもたちが増えています。厚生労働省の「国民健康・栄養調査では、15歳からの男子の18・4％（平成20年）が朝食を食べていないという報告があります。

私の推測ですが、今、この比率がさらに上がっていると思っています。スマートフォンの加速的進化にともない、ゲームや夜のメール、ＬＩＮＥなどで、〝スマホながら生活〟をしていることが予想されるからです。

なぜ、朝食を食べられないのか？　おそらく……

「まだ、寝ていたい」
「寝坊してごはんを食べる時間がない」
「面倒くさい」

「朝から食欲がない」
「食べる時間がもったいない」
……と、きっとこんな感じでしょう？

きみが朝食を食べていないならば、言い訳を考えているひまはありませんよ。身長は止まったら、アウト！　しっかり朝食を食べる習慣をつくりましょう。一日の体のスタートのサインであり脳へのエネルギーをチャージする時間なのです。

朝食のメニューもパターンをつくっておくとよいです。理想的なヒーローの朝食レシピの法則（タンパク質＋カルシウム＋鉄・亜鉛＋ビタミンK＋ビタミンD＋ビタミンC）ですべての栄養素を組み合わせ、さあ、朝から元気にスイッチ・オン！

朝食〜朝イチスタートメニュー〜

朝食ヒーローレシピ・基本3箇条

①和食メニューは、納豆、卵、牛乳を毎朝しっかりとろう
②洋食メニューでも、卵、牛乳、ヨーグルトを毎朝しっかりとろう
③顔を洗ってうがいをしたあと、着替える前に牛乳を1杯、締めはヨーグルト

ヒーロー朝食メニュー・基本パターン①（和食メニュー）
雑穀ごはん＋卵＋納豆＋牛乳＋フルーツ入りヨーグルト

・生卵と納豆をかけた雑穀ごはん＋無糖のヨーグルト＋果物
・雑穀ごはん（生卵とパルメザンチーズでライスカルボナーラ）＋果物
・雑穀ごはん＋パセリ入りの卵焼き＋みそ汁＋果物入りヨーグルト
・雑穀ごはん＋豆腐みそ汁（卵入り）＋トマトとブロッコリーのサラダ

※ここでは、卵料理とみそ汁のアレンジで展開するとバリエーションが増えます。

ヒーロー朝食メニュー・基本パターン②（洋食メニュー）

全粒粉パン＋卵＋サラダ＋牛乳＋フルーツ入りヨーグルト

・全粒粉パンのトースト＋目玉焼き2個＋ブロッコリーとトマトのサラダ＋ヨーグルト

・全粒粉パンのチーズトースト＋ハムエッグのサラダ添え＋ヨーグルト

・全粒粉パンのサンドイッチトースト（卵、ハム、ベーコン、トマトをサンド）

・全粒粉パン＋炒めパセリのスクランブルエッグの焼きトマト添え＋グレープフルーツ入りヨーグルト

・全粒粉パンのトースト＋卵のシーザーサラダ＋キウイフルーツ入りヨーグルト

※洋食メニューの卵料理やサラダも、バリエーションで変化させ、つけ合わせの野菜は焼いてもビタミンの損失が少ないものにしましょう。ヨーグルトに入れる果物はグレープフルーツやキウイフルーツなど、血糖値の上がりにくいものを選ぶのがベスト。

朝食の基本は、いかに短時間で食べることができるかということと、お昼までのエネルギーをここで蓄えることが鍵です。

栄養学の解説

では、きみたちに、朝食がなぜ大事なのかを科学的に伝えます。朝食は夕食から考えていくのがよいのですが、夕食を19時に、朝食を7時に食べるとします。そうすると12時間は空腹になりますね。糖質は人体にため込んでおけないエネルギー源ですから、10時間から12時間、食事をしなければ、肝臓のグリコーゲンがからっぽになります。肝臓は脳のエネルギーである糖質が寝ている間も不足しないようにグリコーゲンとしてためてくれているのですが、朝になるとほとんどからっぽ。そのまま登校すると、フラフラになったり、朝礼で倒れたり午前中の授業はまったく身につかなかったり。うつらうつらと時間だけが流れます。

本来は、基礎代謝が盛んな年代なので、おなかがすいて起きるのが当たり前なのです。でも、おなかがすかない子どもは、必ず、夜な夜な何か食べています。自分に質問をしてみて。

昼食～午後眠くならないレシピ 炭水化物（糖質）チョイスメニュー～

昼食ヒーローレシピ・基本3箇条

①肉・卵・大豆製品など、一日のタンパク質量を夕食と同じぐらいしっかり食べる
②野菜や皮ごとりんご、みかんなども食後のデザートに入れて栄養吸収をアップ
③お弁当で多くなりがちな白米やパンは少なめにして眠くならない工夫をする

一日の中でもタンパク質リッチを意識し、炭水化物を少なめに

昼食にお弁当をもっていく場合の提案です。午後からの授業にどのくらい集中できるか、昼休みに眠たくならないように工夫してあげなければなりません。昼食は一日の中でもタンパク質リッチにしてあげないと、背を伸ばすためのタンパク質の量が追いつかないのです。ここでは、血糖値の上がる炭水化物を少なめに、お肉とサイドメニューがしっかりのランチを考えましょう。いろいろな食材は夕食に工夫します。ま

ずは、肉をメインにタンパク質をしっかりとることが鍵です。

メインメニューは、牛肉、豚肉、鶏肉の量をしっかり150gは入れたいです。お弁当には魚より肉が理想的です。魚は脂が酸化しやすいためです。また、調味料にも注意します。特に煮物の白砂糖やみりん風味調味料は眠くなる調味料と覚えて作るときには気を使いましょう。砂糖の入っていないものを選び、白砂糖の代わりに羅漢果などにかえるのもよいアイデアです。

お弁当は、①メイン、②サイドメニュー、③炭水化物（糖質）で構成し、最初のひと口はメインとサイドメニューで始めます。食べ合わせ、食べる順序も意識してみて。よく噛んで、ゆっくり吸収。毎日おいしく楽しく、元気に背伸ばしランチを実践してみましょう。

①メインメニュー

背伸ばし&体格増量による貧血予防には、牛肉レシピで応援！

●牛肉メニュー

牛肉のサイコロステーキとサラダ

牛肉と玉ねぎ、焼き豆腐のすき焼き風と温泉卵弁当
牛肉とごぼうのしぐれ煮
牛肉としいたけのオイスターソース炒め
牛肉の野菜ロール

背伸ばし&集中力アップには、豚肉で学力をサポート！

●豚肉メニュー
ゆで豚とゆで野菜のポン酢かけ
豚肉のしょうが焼き
豚肉のロースと玉ねぎのグリル
豚肉とねぎの角煮
豚肉とにらを卵でとじたピカタ風

優秀なタンパク質がたっぷりの鶏もも肉は、冷めてもおいしい

●鶏肉メニュー

しょうゆや塩の白黒から揚げとさつまいもの素揚げ
チキンのグリル、マヨネーズとからしじょうゆで
チキンのサイコロごま焼き
鶏肉4：豚肉3：牛肉3の割合で作ったハンバーグ（鶏肉でやわらかく仕上げる）
チーズとしその鶏肉のロール巻き

②サイドメニュー

つけ合わせのグリル野菜
　きのこ、かぼちゃ、なす、赤ピーマン、ブロッコリー、玉ねぎなど、日替わりで。

ふりふりサラダ

　密閉容器にレタス、トマト、ブロッコリー、赤ピーマンなどを入れて、食べるときに、携帯のオイル入りドレッシングを入れ、ふたをして振ると、即席サラダのできあがり。そこに温泉卵をトッピングすると、なんとドレッシングがマヨネーズのようにクリーミーになりますよ。

また、野菜のカロテンは、油で吸収されます。栄養素の吸収を考えてもお得です。カロリーが低いとされるノンオイルのドレッシングは糖質が多いので、野菜にはオイル入りドレッシングを。逆に、脂質は糖質の吸収を遅くしますから、さらに、おなかのもちがよいので、だらだら食いがなくなります。

スティックサラダ

大根、セロリ、きゅうり、ピーマン（赤、黄、緑）、キャベツを密閉容器に入れ、マヨネーズディップでいただきましょう。

マヨネーズディップソースのレシピアイデア

・ツナマヨディップソース
・ゆで卵のディップソース
・明太子マヨネーズのディップソース
・しょうゆこうじのマヨネーズディップソース
・パルメザンチーズと半熟卵のカルボナーラマヨネーズソース

③炭水化物（白米より血糖値をゆるやかに上げ、脳のエネルギーに）

雑穀米で作るごはんメニュー

・さけとしその混ぜごはん
・たけのこ、きのこの五目炊き込みごはん
・あさり、ごぼうの炊き込みごはん
・オリジナルカルシウムふりかけごはん

ここでひとつ背伸ばしふりかけ・常備編

オリジナルカルシウムふりかけ

干しえび、ごま、青のり、かつお節、いり白魚、乾燥わかめをすべてミキサーにかけてできあがり。このふりかけは、なかなかとりきれない栄養素の代表、カルシウムの補給だけでなく、混ぜることで糖質による血糖値の上昇をコントロールしてくれる、大切な意味も隠されているのです。

全粒粉入りパスタ（からまないようにひと口分ずつ、食べやすく盛りつける）
・トマトソースのパスタ
・野菜のトマトパスタ
・きのこのしょうゆパスタ
・カリカリベーコンパスタ（温泉卵とチーズを添えて、即席カルボナーラに）
・じゃこと干しえびのペペロンチーノ

栄養学の解説

炭水化物は、雑穀米と全粒粉入りのパスタでメニューのパターンを決めましょう。お昼ごはんは、授業が終わるまでのエネルギー源です。

炭水化物は、体内ですぐにエネルギーにしてくれますが、その反面、簡単に血糖値を上げて、そのあと低血糖を招きやすく。脳の機能をコントロールできにくくする可能性があります。今回提案している、GI（白砂糖を100として血糖値が急に上がるか、ゆるやかに上がるかを数値化したもの）背伸ばしレシピでは、GI値が70以下の食材を使ったメニューを考えています。

血糖値が急激に上がることは、学習や集中力低下にもつながりますが、成長ホルモンは満腹のときより空腹のときに多く出るのです。朝食、昼食、間食、夕食の一日4食で、食べる時間は規則をつくり、栄養リッチ+糖質チョイスを原則にしましょう。

▲ 間食〜わずかなタイミングで小腹を満たす、塾前・部活前食〜

間食ヒーローレシピ・基本3箇条

①間食は、カルシウムとタンパク質の補給を考える

②コンビニで間食を買うのはNG!なのだが、卵、枝豆、牛乳とチーズはOK

③部活動をしているきみは、炭水化物を多めに

ヒーロー間食メニュー

・枝豆(おやつ代わりに食べられるタンパク質)

・牛乳（一日の摂取量コップ3杯のうち、2杯目の牛乳）
・ゆで卵、卵焼き（優秀なタンパク質源で、いろんな栄養素の宝庫）
・ナチュラルチーズ
・雑穀に梅としそを混ぜたおにぎり（梅はクエン酸が豊富、ビタミンCの代用）
・トマトソースのペンネ
・チーズペンネに温泉卵をのせて、ペンネの即席カルボナーラ
・ふかしさつまいも

タンパク質とカルシウムを豊富にとり、眠くならない工夫を

わずかなタイミングで、どのように小腹を満たすか？　が鍵となる間食。
カルシウムとタンパク質を、一日の中で4回に分けて食べないと、ヒーローになるための栄養素の量が足りません。なので、間食も1回の食事と考えて、カルシウムとタンパク質を含んだ内容にしましょう。

栄養学の解説

・塾に通っているきみ

塾へ行く前に、いったん家に帰るのか、それとも塾へ直行するのかによって、多少変わってきますが、家に帰って、19時にごはんを食べるとしたら、その間のエネルギーをここで蓄えます。

塾前食は、一日の中でバランスや時間帯がいちばん難しいと思うのですが、夕食はしっかりタンパク質リッチで低糖質なメニューを考えながら、この時間は成長期に必要な栄養素をとること。そのためには必要なものを軽く食べて、勉強中に眠くならない工夫がいちばん大切になります。

・部活動をしているきみ

スポーツ選手は、汗をかくので特に鉄を失います。種目によっても違いますが、小さいときから激しい運動をしていると、身長が伸び悩んでしまいます。

そこで、日本人のサッカー選手とイタリア人のサッカー選手の身長の違いを考えていくと、同じスポーツをしているのに、なぜ、イタリア人選手は身長が高いのかを考えるとよいでしょう。そこで、パスタメニューを加えてみました。スポーツをするうえでは、筋肉のグリコーゲンの材料として、炭水化物はとても大事です。塾に通っている人より多めの炭水化物を食べてほしいのですが、パスタがよい理由がきちんとあるのです。

パスタは、同じめんでも作られる小麦粉の性質が違います。筋肉をつくるグルテンも多く、血糖値もゆるやかに上昇するので、運動するうえでは、上質な炭水化物だとおすすめしています。スポーツをしない人でも、地中海料理が長寿やダイエットによいという話は聞いたことがあると思います（ちなみに、イタリア料理、スペイン料理、ギリシャ料理などが地中海地域の食事です）。身長の差を言い訳にできないスポーツの世界ですから、「身長も目標も高く」なくてはなりません。そして水分補給は、お水かその場で水に溶かすことができるアミノ酸系の栄養素がおすすめです。

そして、部活後や塾前に注意してほしいのは、コンビニに寄って砂糖を多く含んだ炭酸やジュース、エナジードリンク系を買って飲むこと。その後、せっかくの夕食が食べられなくなるのは残念。おまけに、おやつや甘いものを選んだりすると、せっかく蓄えた栄養も尿とともに排泄されてもったいないことに……。おなかがすいたら、寄り道せずに帰って夕食タイムにしてください。体ができあがっていくこの時期は、可能な限り、栄養を正しくとることです。食べたもので、マイナスになるか、栄養素をためるかは、ちょっとした習慣の中にあるからです。

▲夕食～一日の栄養素を満たし、明日への活力を補う食事～

夕食ヒーローレシピ・基本4箇条
①一日の栄養素を満たし、消耗した体をリメイクしよう！
②間食と食事の間は3時間あけて脳力をコントロール
③質のよい体づくりと明日への成長のために食べる
④質のよい睡眠のためにしっかり食べる

栄養素をしっかりと補充し、明日へのパワーを充電しよう

夕食は、一日の栄養を満たすことと消耗した体をリメイクすること。そして、明日への元気な生命と寝ている間に行われる体の新陳代謝のために大事な栄養補給をする時間です。

いつでも、どこでも食べることに困らない、現代に生きるきみは、夕食の意味をしっかり理解することが大切です。ただ、カロリーだけではなく、栄養の質を最も考えて食べる時期なのです。脳細胞も筋肉も生まれてから増えることはありません。その後は、食べたものでクオリティーを上げるのが望ましいのです。なので、一日が終わって、最もリラックスしながら、しっかり吸収できる夕食は手を抜いてはいけません。

まず、夕食の前の間食から、3時間はしっかりあけること。口から体内に食べ物が入ると「食べる→血糖値が上がる→インスリンが出て血糖値が下がる→3時間後に徐々に、血糖値が下がる」という状態になり、5時間くらいでほとんどの人が元に戻ります。

若い人の3時のおやつは理にかなっています。しかし、大人になると基礎代謝も下がるので、食事の回数は少なくてすみます。大人になって間食をすると太るようになるのは、基礎代謝が低下するため、きみたちと、同じだけの量を食べたりすると大変です。

さて、背を伸ばしたいきみが、夕食をしっかり食べるということには、もうひとつ大事な意味があります。睡眠を誘い、いかによい睡眠ができるか？　ここにも、よく寝るための栄養素が関わっているのです。

「背は、寝ているときに伸びる」といわれているその理由は、成長ホルモンが出るゴールデンタイムにあります。ゴールデンタイムとは、22時から真夜中の2時のことです。この時間に成長ホルモンがいちばん多く分泌されるとされ、分泌される濃度も濃いのです。「早く寝る、よく寝る、深く寝る」という睡眠の三原則を守るきみは、きっと背が高くなるチャンスが多いはず。

寝ている間のホルモンと、今日使い切った栄養素よりもさらに多くの栄養素をとること。そして、栄養素をためていくことです。家族と今日の出来事について会話をしながら、おいしく楽しく、明日のために食べるレシピのアイデアを提案します。

昼のお弁当のレシピも共通する内容があるので、ここでは、少し詳しい栄養学をつけ加えますので、参考にしてみてください。

ヒーロー夕食メニュー・肉料理

●プラス学力応援メニュー・豚肉

卵たれでいただく豚しゃぶしゃぶ

■材料

だし（こんぶとかつお）、しゃぶしゃぶ用の豚肉、野菜（長ねぎ、しゅんぎく、白菜）、きのこ類（干ししいたけ、しめじ）、しらたきなど

つけだれは好みで（ポン酢、そばつゆ、塩ポン酢）＋卵

■作り方

こんぶとかつおでとっただしを沸騰させ、しゃぶしゃぶ用の豚肉、野菜、きのこ類、しらたきをそれぞれ入れていただきます。

野菜を煮る時間を極力少なくすることで、ビタミンを失わずにすみます。白菜の芯は1センチ×10センチの長い短冊に切ると、加熱時間が少なく、太いめんのようにサクサク食べられます。しゅんぎくは10秒ゆでた状態がいちばん甘いです。日替わりつけだれで、いつでも食べたいメニューです。

豚肉とガーリックのグリルとサラダ

材料

豚肉ロースの厚切り（肉を1日塩こうじでつける）、オリーブオイル、にんにく、つけ合わせのグリル野菜（玉ねぎ、きのこ類、赤ピーマン、ブロッコリー）

作り方

フライパンにオリーブオイルをしき、にんにくと豚肉を入れてからゆっくり弱火でグリルします。そうすると、オリーブオイルににんにくの香りが溶け、中までやわらかく火が通ります。表面がカリッと焼けたところで裏返ししますが、同じフライパンで、玉ねぎやきのこ類、赤ピーマン、ブロッコリーなどのつけ合わせを同時に焼くと、時間短縮、ワンプレートのおいしいメインディッシュができあがります。

栄養学の解説

一日に消耗したカロリーや栄養を取り戻し、食べた糖質をエネルギーに変え、疲れを残さない働きがあるビタミンB1を含んだ豚肉は、明日の元気のために積極的にとりましょう。そしてなんといっても勉強においても集中力が鍵になる中高生のきみたちにはなくてはならない食材です。大切なポイントは、ビタミンB1がいちばん多い食材が豚肉であること。そのビタミンB_1は神経伝達物質に関わるので、成績を上げるためには欠かせないと思っています。しかし、このビタミンの特徴は、ナトリウムがないと吸収されないので、減塩すると吸収の期待はできません。天然塩やしょうゆにゆずやかぼすを使うことで、塩分の加減ができます。お手製の塩だれ、ポン酢たれを作りおきできるとパーフェクトです。

しゃぶしゃぶは、野菜もいっしょにとれるため、野菜に含まれるカリウムが塩分を体から排泄してくれる食べ合わせです。しかし、このごろ、塩分制限を気にする人がいるので、家族で減塩をする場合は少し工夫をしなければなりません。年齢や代謝、部活で汗で失うなど、塩分調整も簡単ではありません。というよりも、あまりナーバスにならないことです。筋肉や神経伝達物質の仕組みもナトリウムがないとうまく働かないことがあるのです。

むしろ注意しなくてはならない塩分は、ジャンクフードや加工食品で使うナトリウムです。お家メニューでは、岩塩やミネラルを含んだ塩の力を味方につけて、豚肉のもっているビタミンB_1の要素を最大限に引き出しましょう。

それから、もうひとつ、ビタミンB_1の吸収を助け、バージョンアップすることができる栄養素があります。ねぎ類に多い硫化アリルという成分です。にんにくやねぎ、玉ねぎ、にら、エシャロット、らっきょうなど、硫化アリルの一種であるアリシンを多く含み、疲労回復、血液サラサラなどの効果があるといわれていますね。

豚肉レシピの法則は、アリシン＋塩ですね。塩分はポン酢や塩ポン酢などでとりますから、このメニューは、完璧な組み合わせです。

●隠れ貧血、脳の酸欠予防で寝起きスッキリメニュー・牛肉

赤身の牛肉ステーキ　温泉卵ソース

（塩こんぶと塩レモンのグレープフルーツサラダ添え）

■材料

赤身の牛肉、塩、こしょう

温泉卵（付属のたれも）、からし、わさび（それぞれ好みで）

サラダ（グレープフルーツ1個、トマト、赤ピーマン、ブロッコリー、レタス）

サラダ用ドレッシング（オリーブオイル、ガーリックパウダー、塩こんぶ、塩レモン）

■下準備

肉は軽く塩とこしょうを振っておきます。
つけだれには温泉卵に付属しているたれを入れ、お好みでからしやわさびを加えます。（温泉卵や納豆に付属しているたれを使うと、だしがきいて和風ステーキのようになるので、手軽に作れておすすめです）
野菜は小口切りにして、グレープフルーツは皮をむいて房から出しておきます。

■作り方

肉はミディアムくらいの焼き加減にして、焼いたあとは、キッチンペーパーとアルミホイルに包んで休ませます（そのまま蒸すような感じで。すぐに切ると肉汁が出てしまうので、休ませることでそれを防ぐことができます）。

その間にサラダを作りましょう。まずはサラダ用ドレッシングを作ります。オリーブオイルとガーリックパウダーを混ぜ、次に塩こんぶと塩レモンを加えて混ぜ、味を確認します。酸味は塩こんぶの味とレモンの酸味が効いているので、お好みでこしょうを振りましょう。これを小口切りした野菜にかけます。休ませた肉を、温泉卵と付属のたれにつけて召し上がれ。

栄養学の解説

牛肉は火加減によって１００％アミノ酸を壊さない焼き方を調節できる、質のよいタンパク質源。赤身に含まれた鉄も同時にとれるので、成長期の体格増量中のメニューには最高の食材です。

そしてヘム鉄の吸収力アップに欠かせない、ビタミンＣといっしょに食べるのがいちばんですから、サイドディッシュにはビタミンＣがたっぷり含まれた、グレープフルーツのサラダをプラスしました。塩こんぶのだし、皮ごとつけたレモン塩でさっぱり味つけをすれば、グレープフルーツの酸味も加わるので、酢がなくてもＯＫです。

食べる前にすべての食材を合わせるだけのクイックサラダは、グレープフルーツやオレンジなどのかんきつ類と種類をかえて、サイドディッシュのバリエーションを増やしてみてください。

■材料

ニキビの気になる成長期、肌回復メニューは鶏肉

パリパリ鶏もも肉のチーズのせグリル　トマトソースがけ

鶏のもも肉、塩、こしょう、チーズ
ソース（オリーブオイル、にんにく、玉ねぎ、無塩のトマトジュース、パセリ）

■作り方

まずはソースを作ります。にんにくと玉ねぎをオリーブオイルでゆっくりロースし、香りが出たらトマトジュースを加え、コトコト煮込みトロッとしたらＯＫ。パセリを散らします。味つけは塩のみです。

次に鶏肉をグリルしましょう。塩とこしょうを振った鶏肉は、皮を下にして重しをし、フライパンで焼きます。皮がパリパリになったら、ひっくり返してチーズをのせ、魚焼きグリルで、弱火で７分くらい焼きます。中まで火が通り、チーズがいい感じに溶けたらできあがりです。鶏肉を皿に盛りつけ、ソースをサイドに美しく飾りつけます。冷蔵庫にある野菜をつけ合わせにしてください。

栄養学の解説

鶏肉は煮て冷めると、プルプルとしたコラーゲン状態になりやすいアミノ酸が含まれています。また、β‐カロテンと、熱に強いビタミンＣが含まれたトマトを組み合わせることで、しらぬ間にニキビの時期を乗り越えたいコンビネーションレシピです。

鶏肉はメインだけではなく、サイドディッシュにもなるメニューです。蒸した胸肉やささ身を手でちぎり、卵のスープやサラダのトッピングにちょい足ししてみてください。今日、タンパク質が足りないと思ったときには、鶏肉をトッピングするアイデアを実践してみましょう。

ヒーロー夕食メニュー・魚介類料理

貝類は傷みやすいので、お弁当には適さない食材です。しかし、成長期の新陳代謝アップには欠かせない、亜鉛を含んだ食事は、かきメニューがいちばん。なので、夕食でいただきましょう。

たくさんの食材がとれる鍋は工夫次第で栄養満点メニューに

かきのごまみそちゃんこ

■材料

かき、鶏のつくね、しらたき、油揚げ、豆腐、にら、キャベツ、ねぎ、白菜（野菜は

好みで)
だし(こんぶ、かつお)
みそ、ねりごま

■作り方

かき、鶏のつくね以外の材料を食べやすい大きさに切ります。こんぶとかつおでコトコト煮込んでだしをとります。土鍋にかき以外の材料を入れ、だしを入れます。このとき、だしを少し残しておき、みそとねりごまを溶かして濃縮ちゃんこだれを作っておきます。鍋が沸騰してきたら、かきと濃縮のちゃんこだれを足し、味をみて調整します。これを生卵につけていただくと、マイルドでおいしいです。

栄養学の解説

アミノ酸を含んだかつおだしと発酵食品であるみそをベースに、たくさんの具材をいただける鍋は、通年いろんな工夫をして栄養バランスメニューにすることができます。

基本は素材の味をしっかり引き出し、調味料もシンプルに。市販のたれではなく、自分で作ったものがいちばんです。鍋を食べたあとの締めを雑穀米のおじやにすれば、炭水化物が最後になるメニュー構成になります。かきと鶏のつくねで、タンパク質増量お鍋です。

かきの応用メニュー

かきは生クリームなどとも相性がよいので、かきのクリームパスタやクラムチャウダーなど、クリームパスタの残りをグラタンにしてもよいですね。

それから、おつまみ用に保存してください。かきを蒸してプリッとさせたものを、オリーブオイルにつけこんでおけば保存食になります。かきのペペロンチーノや、パルメザンチーズを衣にして揚げたかきのチーズジャンができあがり。便利なから揚げ粉で、かきのから揚げやフライにもできますね。

背伸ばし頭脳食には、何といっても生の魚です。

まぐろ、納豆、アボカドのカルパチョサラダ（イタリアン、中華味）

■材料

お刺し身用まぐろ（中トロまたはトロ）、ひきわり納豆、アボカド、トマト、レタス

イタリアンドレッシング（オリーブオイル、レモン、岩塩）
中華風ドレッシング（鶏がらスープのもとをお湯で溶かして、ごま油を加える）
市販のしょうゆやわさびドレッシングでもＯＫ

作り方

食べやすい大きさに切った食材をきれいにお皿に並べ、その日の気分で好みのドレッシングをかけるだけ。前菜やサイドディッシュの一品に、簡単に作れるので定番メニューになりそうですね。

アレンジメニューとしては、角切りのまぐろ、アボカド、ひきわり納豆とごまを混ぜ、のりで包んで手巻きずしのようにして食べます。みんなで作りながら食べられるので、パーティーメニューとしても楽しめます。最後に雑穀ごはんを加え、ごはんで食事を終えるのも、食後、空腹になり炭水化物を食べない工夫になります。

栄養学の解説

中トロに含まれるＤＨＡが不足すると、体内のＥＰＡがＤＨＡに変換してくれますが、お値段を考えると、家計のためには青魚がよいでしょう。さば、さんま、いわし、あじなど、新鮮な旬の魚を刺し身やオリジナルカルパチョにするとよいでしょう。旬の時期に旬のものをいただくのは体にもよいのです。これは、健康に対する自然からのメッセージですよ。

魚は、熱に弱いのですが、たれごといただくスープや煮つけもレパートリーに加えてください。煮つけを作るときに注意したいのは、白砂糖を使わないこと。甘みをつけるときは、羅漢果やキシリトールを使うと、肥満予防と血糖値コントロールには最高です。

いわしを丸ごと食べられる、カルシウムリッチな魚レシピ
スープごといただく、いわしのつみれ入りきのこ鍋

■**材料**

A〈いわし(3枚におろしたもの。さばの水煮缶で代用可)、卵、しそ、ごま、乾燥ひじき、干しえび、小麦胚芽〉

野菜（白菜、まいたけ、しゅんぎく)、きのこ類（しいたけ、エリンギ)、厚揚げ

・たれ（アーモンドと大根のだしじょうゆ、アーモンドポン酢）

・白だしとだしで鍋汁を作って白だしのちゃんこ鍋

作り方

Aの材料をすべてフードプロセッサーにかけて、適度な大きさのいわしだんごを作ります。だしをとったスープにいわしだんごを入れ、あくが出たら取り除きます。ここでいったん、いわしだんごを引き上げておきます。

スープにしゅんぎくを除いた野菜ときのこ類、油抜きした厚揚げを入れて、火が通ったら先ほど引き上げたいわしだんごを鍋に戻します。しゅんぎくの葉の甘みが出るのは鍋に入れて10秒くらいがベストなので、食べる直前にしゅんぎくを入れていただきます。食材を最高の状態で味わうのも、おいしくいただくために大事なことです。鍋の具を食べたあとは、卵スープか卵でとじたおじやにして、汁ごといただきましょう。

オリジナルポン酢の作り方

砂糖の入ってない市販のポン酢と、フードプロセッサーにかけたアーモンドのフレークを混ぜ、大根おろしを添えます。

いわしだんごのアレンジレシピとしては、焼いてカレー粉とアーモンド、パルメザンチーズを振りかけて、おやつ食にできますね。ほかにも、いわしだんごのカレーやトマトソースのチーズ焼きなど、いろんなアイデアでレシピをどんどん増やしてください。

栄養学の解説

このメニューの中に、かなりのカルシウムとマグネシウムが入っています。

カルシウムは、マグネシウムとともに働くことを加えて覚えておきましょう。日本人のカルシウム摂取量は世界の先進国では最下位。身長の高いオランダ、フィンランドに比べて、半分以下の量しかとられていないのです。そして同時に、マグネシウムも食材からはなかなかとれないため、意識的に選んでレシピに加えるとよいでしょう。体の中でいちばんよい働きをしてくれるカルシウムとマグネシウムのバランスは、2：1から1：1です。

そして、セロトニンからメラトニンがつくられる最終段階で、このマグネシウムが必要なのです。マグネシウムが不足すると、人体では、心臓や血圧の調整がうまくいかなくなったり、意味もなく不安になったり、気分がめいったり、神経の興奮や筋肉のけいれんなどが報告されています。

このメニューは、アーモンドやつなぎの小麦胚芽、干しえびや乾燥ひじきなどで、いわしを丸ごと食べながら、カルシウムとマグネシウムをとれるようにアレンジしてあります。厚揚げや豆腐などのにがりにも、マグネシウムが含まれています。イライラするときは、カルシウムとマグネシウムをとると覚えておきましょう。

昼と夜のメインタンパク質、魚食の意味

肉が好きという人は多いと思うのですが、動物性タンパク質はいろいろな種類のものをとらないと、きみたちの成長には追いつけません。だから、夜は必ず魚も食べること。魚は夕食にとることを覚えておきましょう。もちろん、肉も大豆製品もいっしょに食べるとタンパク質がいろいろ食べられますからグッドです。

お弁当メニューに積極的に魚を入れていないのには、少し理由があります。魚の脂には、きみたちの脳や血管にとてもすばらしい働きをしてくれる、ＥＰＡやＤＨＡという栄養素が含まれています。しかし、その脂は酸化しやすいので、調理してから時間がたって食べることはベストとはいえないのです。お弁当はガッツリお肉系。その中に含まれるビタミンＢ群は、集中力ややる気が出るホルモンのセロトニンの材料と

なりますから、勉強するきみにぴったりです。もし、魚系の食材を入れるなら、レモンやポン酢などで、味を調えて、酸化防止の工夫をするとよいので、一工夫してみてくださいね。

今まで書いてきた、食事をいただく意味をまとめてみますと、

- **朝食は、一日のスイッチをONにし、午前中の活動のために自分にエネルギーを供給**
- **昼食は、午後、眠気を感じない工夫で、集中した時間を送るためのエネルギーを供給**
- **間食は、夕食までおなかがもたないとき、一日に不足しそうな栄養素を補給**
- **夕食は、一日に消耗したエネルギーを補い、快眠で脳を休め、ホルモンの材料を摂取して、背を伸ばすための栄養貯金、そして、明日の元気のため**

ということで、食事はただおなかを満たすだけでなく、それぞれの意味をもって食べましょう。

▲受験当日のアイデア弁当

受験当日レシピ・基本5箇条

①試験へのストレスで交感神経が興奮しているので、消化のされにくい繊維質はNG
②食べたとき、急激に血糖値が上がらない食材を選ぶ
③一口サイズで、休憩タイミングにちょこちょこ食べられるように工夫する
④受験当日はお弁当箱なしで、食べたあとは身軽に
⑤飲み物は、お水、お茶などノンシュガードリンクを

レシピアイデア

●雑穀おにぎり（小さい俵型でにぎる）
・梅としそのカルシウムふりかけの混ぜおにぎり
・さけ、もし魚系の食材を入れるなら、レモンやポン酢などで味を調えて、酸化を防

止してみてくださいね。そのカルシウムふりかけの混ぜおにぎり
・うなぎ、またはあなごと卵のラップサンドおにぎり
・鶏肉の炊き込みごはんおにぎり
・きのこと鶏そぼろのおにぎり

●全粒粉パンの薄切り（10枚切り）のサンドイッチ、または、全粒粉のピタパンサンドイッチ
中にはさむ具は、タンパク質やチーズで、ヒーロ栄養素はしっかりと忘れずに。定番の卵、ツナ缶、ベーコン、ハム、カニ缶、チーズやオムレツなどがおすすめです。片手で食べられるように、食パンを小さくしたり、ラップでロールし食べやすく。

●つまようじで作るミニ串おかず
・ささ身の梅じそ串焼き
・鶏もも肉のしょうゆ味串焼き
・豚肉の薄切りしょうが焼きのロール串巻き

・豚肉角煮の串
・岩塩で焼いたビーフサイコロステーキの串
・味つけうずらの卵の串

●おつまみ風おかず
・ゆでそら豆
・ミニトマト
・ゆで枝豆
・オレンジ（皮をむいて、房をジッパーつきの袋に）

●おやつ（緊張すると唾液が出ないので、休み時間にガムやあめでリラックス）
・ナッツ類
・ソイジョイ
・ソイカラ
・キシリトールガム

・キシリトールを使用しているあめ

●ポタージュやスープ（ペットボトルなどに入れる）

レシピポイントは血糖値を上げやすいジャガイモを使わないこと、牛乳や豆乳で、素材を生かしてシンプルスープに仕上げます。

・かぼちゃのポタージュ
・粒入りコーンのスープ
・ブロッコリーのポタージュ
・きのこのポタージュ
・ガスパチョ
・コンソメスープ

脳と精神緊張をフル回転させる日はアスリート並みの栄養補給が必要

受験は気力、体力が勝負です。頭を使うときは、常に闘うアスリートレベルで栄養補給をしなければなりません。しかし、食べるともれなく血糖値が上がります。もちろん脳はたくさんのエネルギーを必要としますから、速度をゆるやかにする基本を忘れずに。血糖値の乱高下は脳力やメンタルへの影響のほかに血糖値が上がりすぎないように膵臓からインスリンというホルモンが必ず出ます。それは、それは、とても小さな臓器です。この小さな臓器を疲れさせないようにしてあげることで、体の負担も軽くなります。こんな大事なときにも、体への思いやりをもって食べる習慣は、必ず社会に出てからも役に立ちます。

今まで、食べることに対して、そんなふうに考えていなかったと思うけれど、お弁当レシピを参考に、頑張ってくださいね。このレシピは塾弁のアイデアとしても応用できます。

スマートフォン、パソコンやりすぎ生活に効果的なメニュー

スマートフォン、パソコンやりすぎ生活レシピ・基本2箇条

①目の疲労回復を促すビタミンA＋β‐カロテンを組み合わせたメニューを

②カロテン＋リコピンのコンビネーションも目の疲労に効果的

スマートフォンで疲れた目のケアといっしょに背も伸びるレシピ

うなぎのにら玉

基本は白焼きがベストですが、市販のたれがかかっているうなぎならば、一度うなぎを洗ってたれを落としましょう。やはり、味つけはオリジナルで工夫をするのがよいでしょう。

■材料

うなぎ（ないときはあなごで代用）、卵、にら（またはほうれんそう）

作り置きだしじょうゆ（みりん半カップ、しょうゆ半カップ、だし2～3カップ）

基本のだしじょうゆをベースに、レシピによって味つけを変えます。

■作り置きだしじょうゆの作り方

みりんを沸騰させて火を止めます。そこにしょうゆを入れて、だしをいいあんばいになるまでのばします。料理によっては濃かったり薄かったりしますので、使うときに調整してください。

作り方

フライパンに、適量の羅漢果を入れ少し甘辛の味つけにしただしじょうゆを入れ、うなぎをさっと煮て、刻んだにらを入れます。火が通ったら卵でとじるだけの簡単メニューです。

同じ材料を使い、だしじょうゆでやわらかく煮たうなぎを卵で巻くと鰻巻きに。お弁当のおかずにぴったりの一品です。ほかにも、オムレツ、卵とじ、茶碗蒸し、にら玉など、卵とうなぎで最強のコンビメニューを作って、目をしっかりと守りましょう。

栄養学の解説

うなぎは目にいい食材だと昔からいわれてきましたが、その理由はうなぎに含まれるレチノールというビタミンAが鍵になっています。

レチノールは視覚や成長促進、皮膚や粘膜に必要なビタミンとして有名です。うなぎはレチノールの宝庫。そのほかに、アミノ酸スコアの高いタンパク質やカルシウムもとても多く含まれています。

背伸ばしレシピにはなくてはならない食材ですね。そこに卵を合わせるわけですから、最高の組み合わせであり、万能食材です。

さらに、にらやほうれんそうに含まれる栄養素β-カロテンを加えると、スーパーメニューになります。植物性のビタミンAであるカロテンたちは、うなぎの動物性タンパク質とともに運ばれ、体内で不足しないように肝臓で静かに貯蔵されます。天然の食材は安心して食べてください。

特に目が疲れやすかったり、ニキビに悩んだり、皮膚がカサついたり、風邪をひきやすかったり、アレルギー症状、粘膜が弱い花粉症などは、年齢にかかわらず体内でビタミンAが不足していることで起こりやすくなります。

成長しているときに、栄養素が不足すると身長だけでなく体調に影響が出ます。目の栄養を考えるとき、スマートフォンやパソコンの見すぎで失われていないか、その分の栄養が足りているかもしっかり考えて食べる工夫をしましょう。

カロテン＋リコピンの組み合わせは、目の疲労に効果的

さけのチーズ焼きとほうれんそうのバター炒め

■材料

生ざけの切り身、ピザ用パルメザンチーズ（適量）、ほうれんそう

トマトソース（無塩のトマトジュースを煮詰めて、オリーブオイルと塩で味を調える）

■作り方

さけは塩とこしょうを振ってから、片面をこんがりと焼きます。裏返してチーズをのせ、魚焼きグリルで焼きます。ほうれんそうはバターでさっと炒め、さけのチーズ焼きに添えます。食べるときにトマトソースをかけていただきます。

栄養学の解説

さけのピンク色は、アスタキサンチンという天然色素のカロテノイドです。それを植物性のカロテン、リコピンたっぷりのトマトソースをさけのメニューでいただくのは、目の疲労などに効果的です。

若い時期から長い時間、ブルーライトを見続ける習慣は、目の老化にもつながりますから、特に目が疲れているときは、さけとカロテン野菜をコンビネーションで食べましょう。不調になる前に生活の中でマイナスの習慣をどう克服するかは、このよう

な知識がなければ実践できません。

うなぎやさけ、あんこうのきも、うに、えび、かになど、火を入れて赤くなる魚介の色素は目だけでなく、細胞膜の酸化を防止するための効果が期待できる栄養素なのです。

目の疲れに効果的な、ブルーベリーといちごのスムージーセーキ

ブルーベリーといちご、牛乳、卵をすべてミキサーにかけてできあがり。

目にいい紫色のアントシアニンと、ビタミンCが入ったスムージーセーキは、簡単にできるので、朝食や間食にぴったり！　卵と牛乳がたっぷりの、タンパク質リッチなメニューです。ブルーベリーは冷凍でも手に入りやすいので、保存しておくと便利です。

スマートフォンで損をしないように

目は脳の突起物です。目の健康は脳の健康、だと私は考えています。

スマートフォンが片ときも手放せない、夜にスマートフォン漬けになっている子どもたち、目も脳も疲れますが、睡眠時間が減っていることで成長ホルモンが出なくなるのです。身長を高くしたいなら、夜のスマートフォンは、早めにＯＦＦ。

さらに急増しているのが、ドライアイです。液晶を凝視することでまばたきの回数が減り、ドライアイが引き金になり目の感染症にもかかりやすくなります。そして、のぞき込むように見るので、猫背になります。重い頭が背骨の中心からはずれることで、首や肩はこるし、その分、身長も低く見えます。背が高くなるときは軟骨もやわらか。たとえ、背が伸びても猫背だとカッコ悪いし身長的にも損をします。もったいないですね。

工夫するとすれば、目とスマートフォンの間を60㎝くらい離します。姿勢にもよいけれど、それだけでブルーライトの光が４分の１に減るとの報告もありますから、画面にブルーライトのカットシートを張るなどして、光を軽くするのも生活習慣に取り入れてみてください。

スマートフォンを手放せないことで、目も脳の情報も乱れ、ホルモンも乱れます。せっかく背が伸びる時期の伸びる時間帯。伸びるチャンスは、眠っている間にやってくるのです。

そうだ、もし親にスマートフォンの時間を決められても、文句を言わないこと。成長期はそんなに長くないよ。成長しきった大人と比較して、親に反抗しないようにしましょう。スマートフォンは体にさまざまな影響があるので、むしろ「怒ってくれてありがとう」と言わなくてはいけないのです。

成長ホルモンが分泌されるチャンスは、一日の中でも短いこともありますが、目が悪くなり、翌日脳もすっきりしないなど体や骨格への影響もあるので、身長のことだけではなく、日ごろからスマートフォンにしばられずに体調管理をすることを身につけて。


キッチンに必ず常備しておきたい調味料と選び方

味覚を磨く成長期ですから、基本的に味つけはシンプルがいちばん。

- **だし……化学調味料無添加のだしパックを常備**
- **塩……沖縄や地中海の塩、岩塩など、マグネシウムを含んだ塩を**
- **しょうゆ……減塩でないもの**

・こしょう
・みそ……熟成期間が長いものが、酵母菌が多いので腸にはGOOD
・マヨネーズ……カロリーオフより素材がシンプルでありのままのものを
・ソース、ケチャップ……糖質が多いものは避ける
・オイル……オリーブオイル、グレープシードオイル、ごま油（こまめに使いきれる量）
・ドレッシング……基本的に自家製がベストだが、ノンオイルではなくオイル入りを
（ノンオイルは味が濃い分、糖質も多い。ノンオイルに常備用の新鮮なオイルを使うときにかけてオリジナルでブレンドするのは時間がないときの知恵）
・料理酒…塩分が入っていないもの
・みりん…みりん風味調味料など砂糖が含まれていないもの
・ポン酢…砂糖の入っていないシンプルな素材のもの
・オイスターソース…砂糖で味が調整されていないもの
・コンソメ、鶏がらスープのもと

ちなみに、コチュジャンなど、韓国料理や中華料理で使うみそには、水あめなどの

糖分が入っていますので、多量に使うのはアウトです。

▲食生活で背を伸ばしたいきみが、毎日やるべき7つの法則

1. 卵は一日3個で、脳と細胞を元気にする
2. 牛乳は毎日コップ3杯飲む（朝食・間食・お風呂あがり）
3. 肉は毎日200gは食べて、身長の鉄筋を高くする
4. 魚も毎日150gは食べて、骨も能力もアップさせる
5. 炭水化物は、血糖値を急激に上げない糖質チョイスで能力と持久力をつける
6. 間食、塾前、部活前の食事は、15時から16時の間がベスト
7. 野菜は腸や脳のために食べてほしい、しか～し、空腹時にじゃがいもを食べるのはNG

食生活で背を伸ばしたいきみには、やってほしくない7つの法則

1. スマートフォンを見ながらごはんを食べることはアウト
2. 不規則な食事はアウト
3. 好き嫌いが多いのはアウト
4. 少食アウト（この時期はカロリーも必要）
5. お菓子のだらだら食いはアウト
6. 筋トレアウト（運動の種類でも違うが、それに比例した栄養やカロリーは必須）
7. 太ること、肥満はNG

おわりに

背を高くしたいきみたちへ

周りを見てみると、そろそろ身長に差が出始め、あせってくるころでしょう。自分はどのくらい背が伸びるのかなと期待したり、思うように伸びなくなってきて悩んだり。

受験や進路もあるなかで、体も急激に変わってきて、何をどうしたらいいのか、けっこう、自分で悩みをつくっている時期だということは、私も悩んできたので、理解できます。私たちの背伸ばしの法則と出合ったのは、ラッキーだと思ってね。

なぜなら、今から背を伸ばすということを、科学的に理解するきっかけになったからです。関心があれば、知識はあとからついてきます。

今までは、何で早く寝たらよいのか？　何で、甘いものを避けたほうがよいのか？　牛乳をたくさん飲んでも背が伸びないのはどうして？　寝る前にスマホが禁止されるのはなぜ？……などの疑問があり、お母さんがどんなにやめなさいと言っても、言われている意味がわからないから、やめられない。

私は、相談にくる子どもたちには、データーベースを見ながら話すことが多いので、食べている食事の情報は、血液データを見ればすぐにわかります。けっこう厳しいアドバイスをしますが、みんな理解してくれます。なぜなら、身長を伸ばす時期は決まっていて、タイムリミットがあるのですから、真剣ですよね。脳力は大人になっても上げることは可能ですが、身長は止まってしまったら、その後、急速に伸びることはありません。

私たちの思いは、身長を伸ばすだけでなく、正しく食べることを学び、未来に本物のヒーローとして元気で活躍してほしいのです。

きみが、「両親が小さいのですが、背は高くなりますか?」、「背を高くするには、どうしたらいいですか?」など、このように真剣に悩み始めたときこそ、いいサイン。みんな同じように、与えられた一日は24時間。ならば、どのように差をつけるか?

結論はシンプル。みんなと同じことをしないことです。

みんなもやっているから……と、スマホで夜な夜な仲間とLINE、甘いものをみんなで食べにいくなど、このようにみんなといっしょの考えでは、ヒーローにはなれません。

家庭では、スマホをオフにして、早寝、早起きをすることです。

私は甘いおやつは食べなかったし、朝ごはんに卵と納豆を毎日とっていました。そして、中学校から自分と弟のお弁当を作っていましたよ。弟も177センチありますから、50代の姉弟としては、なかなかいい感じです。

身長は、きみが食べたもので決まります。

人に憧れられる人は、見えないところで、何かやっている人です。

知識だけでは、背は伸びません。必ず、やってみてくださいね。そして、よい結果が出たら、教えてください。

この本に出合ったきみが中学生なら、結果が出るには5、6年はかかるでしょう。きみが高校生だとしたら、タイムリミットとは考えずにラストスパートと考えてみては……。成長ホルモンのピークを過ぎた私たちもゴールデンタイムと呼ばれる22時から夜中の2時までは成長ホルモンは出ています。私の50歳の相談者さんでも栄養をアドバイスすると1、2㎝身長が伸びたりする方もいます。きみたちが今日から生活を変え、どんな結果が出るか楽しみ。

嗜好は思考につながりますから、好き嫌いがないのがいいですね。何のために食べるか？　いつ食べるか？　このことはこれから、すべてのことを選ぶときに役に立つでしょう。社会に出ても食を通じて学んだことが、ヒーロー意識につながりますように……。

最後に、脳科学者の黒川伊保子先生とは個人的なアドバイスもさせていただきながら、ともに、3年前から脳の栄養のための食を提案したいと考えていました。今回の本ではまず、未来のヒーローのために栄養学を書かせていただき、共著の形でごいっしょできたことは、本当にうれしいです。そして、中高生をターゲットにしたピンポイントのテーマに対し賛同をいただいた主婦の友社の八木國昭さん、共著の実現をさせていただき、本当にありがとうございました。私自身、10年前から子どもの食事に警鐘を鳴らしたいと塾や学校では「脳の栄養学」というテーマで親子セミナーを行っていましたので、本当にありがたい企画でした。そして、編集の真田恭江さん、毎日、私の原稿を待ってくださって、ありがとうございました。この本には、今の食事に対して、長い間伝えたかった考え方や、20年の学びの思いが込められています。

私に栄養医学の基本の血液データの読み方を教えてくれた金子雅俊先生、この本を表現する種をいただき感謝しています。毎回、本の監修をしてくれた鶴純明先生、いつもご指導ありがとうございます。時間のないなか、いつも丁寧に読みこんでいただき、ありがとうございます。また、多くの学びを生かせるように、次世代につなぐために分子栄養学の正しさを実践してまいります。

血液栄養診断士　佐藤　智春

食品別GI値早見表

穀類

穀類（すべて炊いたもの）

（食材名）	（GI値）
発芽玄米	54
五穀米	55
玄米	56
玄米（五分づき）	58
精白米	84
餅	85

パン類

全粒粉パン	50
ライ麦パン	58
クロワッサン	68
ベーグル	75
バターロール	83
食パン	91
フランスパン	93
あんぱん	95

めん類

春雨	32
全粒粉スパゲティ	50
そば（乾）	54
そば（生）	59
中華めん（生）	61
スパゲティ（乾）	65
スパゲティ（ゆで）	65
うどん（生）	80
うどん（乾）	85
ビーフン	88

粉・パン粉類

全粒粉小麦粉	45

肉・魚介

肉類

鶏　ささみ	45
鶏　ひき肉	45
鶏　むね	45
鶏　もも	45
豚　バラ	45
豚　ひき肉	45
豚　もも	45
豚　ロース	45
牛　ひき肉	46
牛　もも	46
牛　ロース	46

魚介類

あさり	40
あじ	40
いか	40
いわし	40
かつお	40
さば	40
さんま	40
生鮭	40
まぐろ（赤身）	40
うなぎ（かば焼き）	43
はまぐり	43
かき	45

魚加工品類

ツナ缶	40

野菜・豆

野菜・いも類

さつまいも	55
里いも	64
かぼちゃ（西洋）	65
長いも	65
とうもろこし	70
切り干し大根	74
山いも	75
にんじん	80
じゃがいも	90

きのこ類

しめじ	27
エリンギ	28
しいたけ（生）	28
まつたけ	29

豆類

つぶあん	78
こしあん	80
さらしあん	83

種子（ナッツ類）

くるみ	18
ピーナッツ	28
アーモンド	30
カシューナッツ	34

フルーツ

生果類

いちご	29
オレンジ	31
グレープフルーツ	31

みかん	33
ブルーベリー	34
キウイフルーツ	35
りんご	36
柿	37
すいか	60
パイナップル	65
乳製品・卵	
ミルク・クリーム類	
牛乳	25
無脂肪乳	25
低脂肪乳	26
チーズ類	
カマンベールチーズ	31
プロセスチーズ	31
パルメザンチーズ	33
ヨーグルト類	
プレーンヨーグルト	25
ドリンクヨーグルト	33
卵類	
生卵	30
ゆで卵	30
調味料	
砂糖類	
人工甘味料	10
メープルシロップ	73
はちみつ	88
水あめ	93
黒砂糖	99
三温糖	108
粉砂糖	109
上白糖	109
グラニュー糖	110
氷砂糖	110
菓子	
アイスクリーム	65
ショートケーキ	82
キャラメル	86
ドーナッツ	86
大福	88
チョコレート	91
どら焼き	95

出典：『低GI値で　食べるほどにやせ体質ダイエット』
永田孝行監修（主婦の友社刊）

ヒーロー7大栄養素の足し算方程式

骨だけではなく、人体はひとつの栄養素でできているわけではありません。骨の成長や骨を健康に維持するには、最低でも7つの栄養素が必要なことを覚えておきましょう。栄養を考えるとき、とる栄養素をトータルで見て考えましょう。

そして、きみたちの骨には、生涯たくさんのお仕事があります。骨は、身長を伸ばすことを中心に書いていましたが、最後に骨の仕事をまとめますね。

骨の仕事は、

・体を支える
・頭、内臓を守る
・力を手と足に伝える
・血液をつくる（血液の中の細胞は、骨髄の造血細胞からつくられています）
・カルシウムの貯蔵庫（体にあるカルシウムは99％骨に蓄えられ、筋肉の収縮や神経

の情報伝達のために、カルシウム貯金が一生涯必要なのです）

と、5つの役割があります。しっかり覚えておきましょう。

そしてここに、「ヒーロー7大栄養素」で代表する食材を、足し算方程式にしてあげてみました。ほかにもいろんな食材に、いろんな栄養素が含まれていますので、調べてみてレシピの組み合わせの参考にしてください。

1．タンパク質
卵、うずら卵、鶏肉、牛肉、豚肉、さけ、まぐろ、いわし、さんま、さば、いか、たこ、えび、大豆食品

＋

2．カルシウム
牛乳、ヨーグルト、チーズ、どじょう、いわし、わかさぎ、煮干し、ししゃも、しらす、さくらえび、ごま、ひじき、わかめ、がんもどき、高野豆腐

＋

3．鉄分（Fe）
あさり、しじみ、はまぐり、豚・牛レバー、卵、うずら卵、大豆食品、油揚げ、青のり、ひじき、あゆ、いわし、うなぎ、きくらげ、切り干し大根

＋

4．ビタミンC
ブロッコリー、赤・黄ピーマン、菜の花、さつまいも、オレンジ、いちご、グレープフルーツ、柿、キウイフルーツ、豆苗、かぶの葉、かぼちゃ、じゃがいも

＋

5．ビタミンD
あんこうのきも、いわし、にしん、すじこ、かずのこ、スモークサーモン、さけ、さんま、まぐろ、さば、卵、干ししいたけ、きくらげ

＋

6．ビタミンK
納豆、あしたば、ほうれんそう、モロヘイヤ、つるむらさき、豆苗、小松菜、しゅんぎく、にら、タアサイ、ブロッコリー、鶏肉、卵

＋

7．亜鉛
かき、豚レバー、卵、牛肉、はまぐり、かに、うなぎ、油揚げ、さざえ、うに、ほたて

そして、右ページの方程式をもとに、参考メニューを考えてみました。

1．うずらの卵＋牛乳・チーズ＋あさり＋かき＋ブロッコリー（ほかにも食材を使っ

て可）↓うずらの卵入りのクラムチャウダー

2. あさり・えび＋豆苗（すべて炒めて、チーズをのせて卵でとじ、形を整える）
↓あさりとえび、豆苗のチーズオムレツ

3. たこ＋がんもどき＋卵＋さつまいも＋干ししいたけ＋鶏肉
↓煮物やおでん（甘い調味料はＮＧ）

4. 豚肉（または牛肉）＋高野豆腐の薄切り＋かぶ（または大根）の葉＋しゅんぎく・にら＋油揚げ↓豚肉（または牛肉）のしゃぶしゃぶ　ごまポン酢＋卵

……など、このように背伸ばし代表食材を入れて、そのほかに残り野菜や他の具材も入れて、骨レシピを考えてください。

７つの食材を一品にするのか、ひとつのメニューの中で組み合わせを考えるか、あるいは一日の中でとる量を分けるかは、どの方法でもＯＫです。料理も数学のように当てはめてやってみて。足した食材が、体の中でかけ算になって働いてくれます。食べるのも、勉強も効率です。考えて食べることから、始めてみてください。

ちなみに、本文に書いてあるレシピも、この方程式をもとに作っていますよ。きみもすぐに実践してみてくださいね。

監修●医学博士 鶴 純明（NPO法人分子整合栄養医学協会）
イラスト●斎藤ひろこ（ヒロヒロスタジオ、P22-28）、山田 円（P33）
装丁・本文デザイン●岩本和弥（エルグ）
写真●鈴木伸之（クロスボート、佐藤智春分）
編集●真田恭江
校正●大塚美紀（聚珍社）
編集担当●八木國昭（主婦の友社）

めざせ、180センチ！　身長《しんちょう》を伸《の》ばす7つの法則《ほうそく》

著　者　黒川《くろかわ》伊《い》保《ほ》子《こ》、佐藤《さとう》智《ち》春《はる》
発行者　荻野善之
発行所　株式会社主婦の友社
〒101-8911　東京都千代田区神田駿河台2-9
電話　03-5280-7537（編集）
03-5280-7551（販売）
印刷所　大日本印刷株式会社

■乱丁本、落丁本はおとりかえします。お買い求めの書店か、主婦の友社資材刊行課（☎03-5280-7590）にご連絡ください。
■内容に関するお問い合わせは、主婦の友社（☎03-5280-7537）まで。
■主婦の友社が発行する書籍・ムックのご注文は、お近くの書店か主婦の友社コールセンター（☎0120-916-892）まで。
＊お問い合わせ受付時間　土・日・祝日を除く　月～金　9:30～17:30
■主婦の友社ホームページ　http://www.shufunotomo.co.jp/

ISBN978-4-07-299915-8

た－041004